Jhon William Padilla Pérez
Asiris Mendoza Molina
Aníbal Nodal Fernández

# Tintura de Ajo

Jhon William Padilla Pérez
Asiris Mendoza Molina
Aníbal Nodal Fernández

# Tintura de Ajo

## Efectividad en pacientes con Osteoartrosis

Editorial Académica Española

*Resumen*

La Osteoartrosis es la forma más común de artritis, su frecuencia ha aumentado en los últimos años. Es una de las principales causas de dolor y discapacidad y compromete la calidad de vida de las personas. Existen múltiples tratamientos para disminuir la sintomatología, con el objetivo de determinar la efectividad del uso de la Tintura de Ajo como tratamiento de pacientes con osteoartrosis se realizó un estudio cuasiexperimental con 65 pacientes seleccionados por criterios del Consultorio Médico 21 del Policlínico Manuel Piti Fajardo en el año 2022. Se administró Tintura de Ajo al 20% durante 6 meses vía oral 20 gotas diluidas en medio vaso de agua de 2 a 3 veces al día o vía tópica con la aplicación directamente sobre la zona afectada, selección realizada según antecedentes patológicos. A través de Examen físico y cuestionario se recopiló la información y se aplicó método porcentual para análisis de los resultados. Predominó el sexo femenino (58.5%) y el grupo etarios de más de 70 años (35.4%), Dentro de los síntomas destacó: el dolor a los movimientos en 58 y la rigidez en 45 pacientes en los cuales post tratamiento se observó remisión en el 70.8%, y 15.4% respectivamente, en otras comorbilidades se constató mejoría el 60% de los 40 hipertensos. El empleo de tintura de ajo al 20% por vía oral y tópica para la osteoartrosis se considera efectivo dada la mejoría de los pacientes para esta entidad y otras comorbilidades con alto grado de satisfacción de los pacientes.

Palabras Claves: Osteoartrosis, Artritis, fitofármacos, Tintura de Ajo, efectividad.

# Índice

La Osteoartrosis (OA) parece estar presente desde el comienzo mismo de la humanidad, se han encontrado cambios osteoartríticos en animales prehistóricos, peces, anfibios, reptiles (dinosaurios), pájaros, mamíferos y osos de las cavernas. Afecta a casi todos los vertebrados, lo que sugiere que se originó en el momento de la evolucionen que aparece el esqueleto óseo. Los primeros registros sobre las enfermedades reumáticas parecen remontarse a la época de Hipócrates que describe brevemente la fiebre reumática bajo la denominación genérica de artritis, pero los datos son muy imprecisos pues ni siquiera el término reuma se refería a lo que hoy se acepta como tal, donde se ubican más de 250 entidades diferentes, una de ellas es la OA.[1]

La OA es la forma más común de artritis y su frecuencia ha aumentado alrededor de 30 % en los últimos 10 años. Es una de las principales causas de dolor y discapacidad en el mundo y se refiere a un síndrome clínico, de dolor articular acompañado de varios grados de limitación funcional y psicológica que compromete la calidad de vida. Su alta prevalencia, etiología, patogenia y las razones para su progresión todavía no se determinan completamente.[2]

El impacto global de la OA constituye un importante desafío mundial para los sistemas de salud en el siglo XXI, ya que es una de la enfermedades reumáticas más comunes. Se estima que desde 1990 al 2013, las tendencias mostraron un aumento del 75%, la actualización realizada en el 2013 de las cifras de Global Burden of Disease (GBD), estimó que 242 millones de personas vivían en el mundo con OA sintomática y limitante de la actividad de la cadera y/o rodilla, que representa 13 millones y representa el 2.4% de todos los años vividos con discapacidad, la prevalencia global de la artrosis de cadera y rodilla se acerca al 5% y se prevé aumente a medida que la población envejece. En el año 2005, se estimaba que 26.9 millones de adultos estadounidenses tenían la enfermedad, frente a los 21 millones en 1990. En el año 2017, afecto a 303 millones de personas en todo el mundo, en articulaciones como la rodilla, las manos, la cadera y la columna vertebral. En la actualidad, se considera que las enfermedades reumáticas, forman parte del grupo de las afecciones que más afectan al sistema osteomuscular.

La OA es un trastorno articular común, que afecta a las personas debido al envejecimiento; esta tiene una etiología multifactorial y puede considerarse el producto de una interacción entre factores sistémicos y locales. La vejez, el género femenino, el sobrepeso y la obesidad, las lesiones de rodilla, el uso repetitivo de articulaciones, la densidad ósea, la debilidad muscular y la laxitud articular desempeñan un papel en el desarrollo de la osteoartrosis articular, particularmente en las articulaciones que soportan peso.[3]

Es uno de los trastornos musculoesqueléticos con mayor prevalencia a nivel mundial, afectando al 2,7 % de las mujeres y al 1,8 % de los hombres de cada 100000 habitantes. Se estima que alrededor del 10 % de los hombres y el 18 % de las mujeres de más de 60 años tienen OA sintomática.[4] Considerada como una consecuencia normal del envejecimiento, actualmente se sabe que la artrosis resulta de una compleja interacción de varios factores, incluyendo factores genéticos, inflamación local, fuerzas mecánicas y procesos celulares y bioquímicos. El dolor, la rigidez y las deformidades van a definir el pronóstico de la enfermedad, aunque este puede verse ensombrecido por la aparición de múltiples complicaciones que pueden aparecer en forma de comorbilidades.[5]

La OA es la enfermedad articular más frecuente en los humanos, afecta a más del 70% de los mayores de 50 años y la prevalencia aumenta claramente con la edad hasta los 70 años. La magnitud del problema viene determinada entre otras razones por su prevalencia, estimándose un aumento de la misma debido al envejecimiento de la población y a la epidemia de obesidad. Es la principal causa de morbilidad, limitación de la actividad, incapacidad funcional y uso de los servicios de salud.[6]

Los estudios de prevalencia e incidencia de OA se modifican de acuerdo con la zona geográfica y el país de origen de la población estudiada, debido a la variación de los factores de riesgo, tanto los genéticos como los ambientales, la articulación estudiada y según el criterio utilizado para el diagnóstico. Lo que parece seguro es que las mujeres resultan las más afectadas y su frecuencia aumenta con la edad.[7]

No se conoce con exactitud su prevalencia, ya que los datos pueden variar según se hayan obtenido de estudios clínicos o radiológicos y en relación con los criterios empleados para definir la enfermedad, la edad y el sexo de los participantes y la articulación o articulaciones incluidas en el estudio. A su vez, debemos distinguir entre artrosis radiológica y clínica, ya que menos del 50% de la población con cambios radiológicos presenta síntomas de artrosis y más del 70% de los mayores de 50 años tienen signos radiológicos de esta enfermedad en alguna localización.[6]

En el mundo, las enfermedades musculo esqueléticas son la principal causa de discapacidad crónica en personas mayores de 70 años y la OA ha sido designada como enfermedad prioritaria por la Organización Mundial de la Salud (OMS),[3] siendo una de las diez enfermedades más incapacitantes y más común que afecta a alrededor de 8 millones de personas en el Reino Unido y a nivel mundial, se estima que es la cuarta causa principal de discapacidad.[8]

Se reporta que hasta el 80 % de los pacientes mayores de 55 años son portadores de OA de columna vertebral. Describen que encima de los 65 años entre el 60 y 70 % de las personas precisan atención médica por presentar síntomas de OA de manos, con predominancia en mujeres posmenopáusicas, con una proporción de 6:1 de mujeres respecto a hombres.[5]

Es considerada como la enfermedad reumatológica más frecuente a pesar de que algunos estudios epidemiológicos muestran en ocasiones resultados diferentes, debido en gran parte por la definición de paciente con artrosis, la edad de los participantes y la localización de la artrosis. Según las estadísticas de salud, la OA afectó a 303 millones de personas a nivel global en 2017, y la artrosis de rodilla y de cadera son considerados como las más prevalentes entre los trastornos y enfermedades músculo esqueléticas. En un estudio previo de GBD en 2010 con datos de 187 países, la prevalencia estimada de artrosis de rodilla sintomática confirmada por radiografía fue del 3,8% (más prevalente en mujeres: 4,8%, que en hombres: 2,8%, con cifra pico en los 50 años) EPISER 2016 (Estudio de Prevalencia de enfermedades reumáticas de la Sociedad Española de Reumatología) indica que la prevalencia de artrosis en España es de 29,35%, en la cual la artrosis de rodilla es la segunda más prevalente (13,83%) siendo más frecuente en mujeres, seguida de la artrosis lumbar (15,52%).[9]

En Latinoamérica, no se conocen por completo el nivel de afectación, pero varios estudios de COPCORD (Programa Orientado a la Comunidad para el Control de Enfermedades Reumáticas) han demostrado que la prevalencia de OA varía de 2.3% a 20.4% estimada ya que no se ha evaluado en todos los países y pueden existir diferencias geográficas.[10]

Según la Organización Mundial de la Salud / Asociaciones de la Liga Internacional de Reumatología, El Programa Orientado a la Comunidad para el Control de Enfermedades Reumáticas (COPCORD) ha demostrado que la prevalencia de OA en estudios mexicanos es de 2.3% y 10.5%, en Guatemala 2.8%, en Brasil 4.1%, en Perú 14.4% y en Cuba 20.4%. Aunque estas variaciones pueden reflejar factores étnicos, también es posible que las diferencias metodológicas, las características demográficas y la accesibilidad a la atención médica también influyan en esos hallazgos.[11]

La morbilidad por enfermedades reumáticas en Cuba es considerada elevada. La OA se ubica dentro de las primeras 10 causas de atención hospitalaria. Si a este dato sumamos que la incidencia y prevalencia de OA aumenta en pacientes mayores de 50 años, y analizamos la creciente tendencia al envejecimiento de la población cubana, concluimos que estamos ante la presencia de un importante problema de salud pública.[12] En Cuba se estimó que la prevalencia de OA de rodilla se encontraba entre un 17 y 19 % en población urbana y entre un 21 y 23 % de la población rural.[5]

Según el Departamento Estadístico Municipal, en Santo Domingo el 23.7 % de la población es mayor de 60 años, siendo en este grupo etario las afecciones del sistema osteomioarticular una de los motivos más frecuentes de consulta médica. En el consultorio número 21 ubicado en la localidad de Rodrigo existe un alto grado de envejecimiento, contando con 319 mayores de 60 años representando un 28.53% de su población y 135 de ellos presentan afecciones de este sistema. En la mayoría de los casos el principal tratamiento es el uso de antinflamatorios no esteroideos (AINES), opiáceos e inyecciones intraarticulares; no obstante, a pesar de la utilización de estos fármacos no se logran disminuir la sintomatología de manera significativa, por otra parte los adultos mayores acumulan una serie de padecimientos propios del envejecimiento, que los convierten en consumidores de diferentes tipos de fármacos, los usos prolongados de estos medicamentos producen diversos efectos colaterales, además de representar para el paciente un costo adicional sumado a la poca disponibilidad de dichos fármacos en el sistema nacional de farmacias, es por ello que implementar nuevas formas de tratamientos más inocuos para los pacientes es una de nuestras tareas en el quehacer diario de la práctica médica, haciéndose necesario el uso de los fitofármacos como alternativa de solución a dicha problemática. Sin embargo, los estudios y publicaciones científicas sobre la efectividad de estos preparados biológicos no son muy abundantes, es por ello que nos motivamos a realizar esta investigación.

***Problema Científico***

¿Cuál es la efectividad del uso de la Tintura de Ajo en pacientes con osteoartrosis en el período de junio 2021 - junio 2023?

***Hipótesis***

Con la administración adecuada de la Tintura de Ajo se garantizará una disminución de los síntomas de la Osteoartrosis en los pacientes con dicha enfermedad.

GENERAL:

Determinar la efectividad del uso de la Tintura de Ajo como tratamiento de pacientes con osteoartrosis.

ESPECÍFICOS:

1- Distribuir la muestra según variables demográficas y clínicas de interés.
2- Identificar el uso previo de la tintura de ajo para diferentes afecciones.
3- Describir la aparición de reacciones adversas y evolución de los pacientes durante el tratamiento.
4- Identificar la satisfacción de los pacientes y efectos beneficiosos en otros sistemas al recibir la terapia

La OA dentro de las enfermedades reumáticas es considerada un problema de salud a nivel mundial. Está considerada entre las 10 afecciones más frecuentes y algunos especialistas la han catalogado como la enfermedad del siglo XXI, siendo una de las principales causas de dolor e incapacidad del adulto mayor.[13]

La OA impacta notablemente en grupos de edades avanzadas. Antes de los 50 años los hombres presentan una elevada prevalencia, pero la incidencia es mucho más notable en féminas tras los 50 años. Se manifiesta y aumenta más aceleradamente en la mujer que en el hombre. Significa el cuarto factor de morbilidad en las féminas mayores de 60 años y la octava en los hombres, a escala planetaria.

La literatura anglosajona la reconoce como osteoartritis, teniendo en cuenta su componente de inflamación articular. En esta enfermedad articular se degenera el cartílago articular y aparece progresivamente el dolor, la rigidez y la limitación de la movilidad en las articulaciones afectadas. Las alteraciones estructurales se concentran en la disminución del grosor del cartílago hialino articular, hasta que ocurre la destrucción y la esclerosis del hueso subcondral, con formación de osteofitos marginales.[14]

Las enfermedades reumáticas, constituyen un grupo de alrededor de 250 padecimientos que afectan al sistema músculo esquelético y en algunos casos otros órganos y sistemas. Dentro ellas la osteoartritis es la afección articular más frecuentemente observada en la población adulta de cualquier región del mundo, aunque sus cifras de prevalencia varían según la localización geográfica, los distintos grupos étnicos, el sexo, la edad de las poblaciones estudiadas y la articulación afectada.[15]

La artrosis es la afectación articular más frecuente; a menudo se vuelve sintomática en la quinta década de la vida y es casi universal (aunque no siempre sintomática) a los 80 años. Sólo la mitad de los pacientes con cambios patológicos de artrosis presentan síntomas. Antes de los 40 años, la mayoría de los casos de artrosis de articulaciones grandes se produce en hombres y a menudo es la consecuencia de un traumatismo o una variación anatómica (p. ej., displasias de cadera). En las mujeres predomina entre los 40 y 70 años, y en personas mayores afecta igualmente a ambos sexos.[16]

Se describe que la OA afecta alrededor del 30 % de la población mayor de 60 años y que más del 40 % de pacientes mayores de 50 años presentan signos imagenológicos incipientes que pueden ser relacionados con la enfermedad. Es una afección que se asocia innegablemente al envejecimiento, por lo que aumenta la discapacidad funcional de los adultos mayores. Es considerada la cuarta causa de discapacidad a nivel general.[17] La prevalencia de OA se incrementa en el tiempo, siendo casi permanente en senescentes de 75 años o más. Esta afección es una de las principales causas de incapacidad física en el adulto, afectando su situación económica y estilo de vida.[13]

Las cifras en cuanto al porcentaje de afectación de acuerdo con la edad varían según diferentes autores. Pero lo que la mayoría concuerda es que se prevé un aumento en su prevalencia a causa del envejecimiento de la población y al aumento de la obesidad en los próximos años. De hecho, la OMS estima que, en el año 2050, 130 millones de personas (aproximadamente) padecerán artrosis en todo el mundo. Y, a pesar de esto, llama la atención que no se conoce con exactitud su prevalencia ya que el diagnóstico de dicha patología varía a causa de los diferentes criterios diagnósticos utilizados.

Por otro lado, esta patología tiene un gran impacto en la calidad de vida, independencia y economía para los pacientes que la padecen, pues se trata de la "secuela reumatológica" con mayor prevalencia y cuyos síntomas principales son uno de los factores más importantes en la discapacidad de personas mayores de 65 años a nivel mundial.[18]

**Definición y etiopatogenia de Osteoartrosis:**

Osteoarthritis Research Society International (OARSI) define la OA, también conocida como osteoartritis (OA) o artrosis, como un trastorno que afecta a las articulaciones móviles y se distingue por el estrés celular y la degradación de la matriz extracelular formada por micro y macro lesiones que activan respuestas de reparación desadaptativas.[9]

Enfermedad derivada de la actividad de factores biológicos y mecánicos que desestabilizan los procesos interrelacionados de degradación y formación del cartílago articular y del hueso subcondral, y que finalmente afectan a todos los tejidos de la articulación.[19]

En general, la OA es una enfermedad articular degenerativa que involucra un proceso de reparación metabólicamente activo que se lleva a cabo en los tejidos articulares e implica pérdida localizada de cartílago y remodelación del hueso adyacente. Las rodillas, las caderas y las articulaciones pequeñas de las manos son las más comúnmente afectadas. Aunque el dolor, disminución de la función y la calidad de vida pueden ser consecuencias importantes de la OA, los cambios estructurales a menudo se presentan sin síntomas asociados.[2]

Normalmente, el cartílago reduce el grado de fricción de las articulaciones y las protege del desgaste incluso después de años de uso habitual, sobreutilización o traumatismos. La artrosis se produce con mayor frecuencia por un daño tisular. En un intento del organismo por reparar una articulación dañada, se acumulan sustancias químicas en la articulación y aumenta la producción de los componentes del cartílago, como el colágeno (una proteína resistente y fibrosa del tejido conjuntivo) y los proteoglicanos (sustancias que proporcionan elasticidad). A continuación, el cartílago se hincha debido a la retención de líquido, con lo que se ablanda y se producen grietas en su superficie. Se forman pequeñas cavidades en el hueso situado debajo del cartílago, debilitándolo.

El intento de los tejidos de reparar el daño conduce a un nuevo crecimiento de hueso y otros tejidos. El hueso crece excesivamente en los bordes de la articulación, produciendo excrecencias óseas (osteofitos) que se pueden ver y palpar. Por último, la superficie lisa y regular del cartílago se vuelve áspera y porosa, con lo que la articulación ya no puede moverse suavemente y absorber impactos por más tiempo. Todos los componentes de la articulación, es decir, el hueso, la cápsula articular (tejidos que envuelven la mayoría de las articulaciones), la membrana sinovial (tejido que reviste la cavidad articular), los tendones, los ligamentos y el cartílago, presentan varios fallos, con lo que se altera la función articular.[16]

**Clasificación:**

La OA se puede clasificar basándose únicamente en criterios radiológicos o en criterios combinados que incluyen síntomas y cambios radiográficos

(OA sintomática). Los criterios radiológicos más utilizados son el método de Kellgren- Lawrence, que caracteriza la enfermedad como uno de los cinco grados (0-4) según la presencia de estrechamiento del espacio articular, osteofitos y esclerosis del hueso subcondral. Sin embargo, existen limitaciones relacionadas en parte con inconsistencias en la puntuación y también con la dependencia de la presencia de osteofitos, y se han desarrollado otros criterios sobre la base de la puntuación de las características radiográficas individuales de la enfermedad.[20]

Se clasifica como primaria en caso de que no haya una causa subyacente identificable, o secundaria si hay una causa subyacente o un evento desencadenante significativo como traumatismo previo.[16,20]

**Primaria** (o idiopática) cuando la causa es desconocida (como sucede en la gran mayoría de los casos). La artrosis primaria puede afectar solo a ciertas articulaciones, como la rodilla, o a muchas de ellas.[16]

**Secundaria** (daños estructurales locales y anomalías anatómicas de las articulaciones o por enfermedades sistémicas).

**Causas de artrosis secundaria:**

- Lesiones articulares agudas y crónicas
- Congénitas y adquiridas, p. ej. necrosis aséptica juvenil de la cabeza femoral (enfermedad de Legg-Calvé-Perthes), displasia congénita de cadera, epifisiólisis, dismetría de miembros inferiores, deformidad en valgo o varo, síndrome de hiperlaxitud articular, osteocondrodisplasias
- Metabólicas: ocronosis, hemocromatosis, enfermedad de Wilson, enfermedad de Gaucher

- Endocrinas: acromegalia, hiperparatiroidismo, diabetes, obesidad, hipotiroidismo
- Enfermedades por depósito de sales de calcio: condrocalcinosis, artropatía por apatita
- Otras enfermedades osteoarticulares: fracturas, necrosis aséptica, infección, gota, AR y otras enfermedades inflamatorias, enfermedad de Paget, osteopetrosis, osteocondritisdisecante
- Neurodistrofiasosteoarticulares: enfermedad articular neuropática de Charcot
- Otras: síndrome de descompresión (enfermedad de los buzos), hemoglobinopatías, enfermedad Kashin-Beck, enfermedad de Mseleni. [19]

**Factores de riesgo:**

Los factores de riesgo se dividen en sistémicos (edad, género, genética y origen étnico), o mecánicos (estructura/alineación de las articulaciones, el trauma, estilo de vida u ocupación profesional). Epidemiológicamente la OA es una causa importante de discapacidad en adultos de mediana edad y mayores.[9]

Con el envejecimiento se producen cambios en las articulaciones, sobre todo en aquellas personas expuestas a lesiones iteradas, hipermotilidad o numerosos microtraumatismos de la vida cotidiana, en las cuales los cartílagos interarticulares pueden haberse quebrado o han perdido su lustre natural por el uso; y los vasos de la membrana sinovial han disminuido su luz, con la consiguiente reducción de flujo sanguíneo. Todo lo anterior se manifiesta clínicamente mediante dolor, rigidez y limitación de los movimientos articulatorios entre otros síntomas y signos relacionados con las articulaciones dañadas que dan lugar a la enfermedad degenerativa articular o artrosis, también denominada más específicamente OA. [4]

Dentro de los elementos que son descritos como favorecedores de la aparición de la OA o responsables del agravamiento del curso de la enfermedad se mencionan la acumulación de traumas y microtraumas articulares, las afectaciones musculares dadas principalmente por la disminución del tono muscular, la presencia de aumento del estrés oxidativo y los trastornos propioceptivos entre otros. La combinación de uno o varios factores será determinante en la mayor o menor afectación de la percepción de calidad de vida y de la capacidad funcional de los pacientes con OA.[21]

Los estudios genéticos buscan la resolver la incógnita de la genética y su predisposición para el deterioro cartilaginoso. Hasta el 50% de los casos están relacionados con factores como el sexo femenino y la edad, quizás el más estudiado en los últimos años. En la OA de rodilla, el porcentaje se aproxima al 39% de las personas que padecieron esta enfermedad predisponía de los familiares. Las diferencias raciales también son establecidas, siendo la raza  blanca la más propensa a sufrir de esta enfermedad.

Existe una variación importante en la frecuencia de la OA en diferentes grupos raciales y étnicos, lo que puede proporcionar pistas sobre la patogénesis de la enfermedad. Los factores genéticos y ambientales, incluida la obesidad y el trauma, son determinantes importantes de la enfermedad.

Existen diferencias étnicas en la aparición de OA. Los datos europeos y americanos no parecen diferir marcadamente en la aparición de enfermedad por OA de mano, rodilla y cadera. Los hombres y mujeres chinos tienen una menor prevalencia de OA radiográfica y sintomática de la mano y de OA radiográfica de la cadera que los caucásicos. Sin embargo, la prevalencia de OA de rodilla radiográfica es similar en hombres chinos y caucásicos, mientras que la prevalencia de OA de rodilla tanto radiográfica como sintomática parece ser mayor en hombres.[22]

Presentan un riesgo especial de artrosis algunas personas que fuerzan repetidamente una articulación o un grupo de articulaciones, como los obreros de fundición, los granjeros, los mineros del carbón y los conductores de autobús. El principal factor de riesgo para la artrosis de rodilla es dedicarse a una ocupación que implique flexionar con frecuencia la articulación. Curiosamente, los corredores de larga distancia no tienen un riesgo mayor de desarrollar este trastorno, sin embargo, cuando la artrosis ya se ha desarrollado, este tipo de ejercicio la empeora con frecuencia. La obesidad puede ser uno de los principales factores en el desarrollo de la artrosis, en particular en la rodilla y especialmente en las mujeres.[16]

Toda actividad laboral genera riesgo; sin embargo, las actividades repetitivas y posturas prolongadas son capaces de incrementar el riesgo a sufrir un mayor número de problemas articulares. Al respecto, se le suman otros factores propios de la actividad laboral como el elevado número de horas laborales, la intensidad del trabajo y el tipo de actividad que se desarrolla durante la tarea.

Estudios ergonómicos mencionan que manipular cargas por encima de 25 kg puede ser perjudicial para el trabajador y poner en riesgo la salud de la persona. Además, las posturas prolongadas generan un aumento de la carga articular, sobre todo en las articulaciones como la rodilla mientras se mantiene una flexión.

Los probables factores de riesgo relacionados con el desarrollo de OA en deportistas son actividad física de competición, alteraciones anatómicas de la articulación, las lesiones mariscales, entre otras. La inestabilidad articular producida por las lesiones pueden ser causantes de un desgaste mayor. Las lesiones traumáticas en la juventud estarían afectadas por la edad. Por tanto, el tratamiento oportuno reduciría el riesgo de una artrosis avanzada de mayor edad. Asimismo, se considera importante recuperar una lesión articular para evitar el deterioro cartilaginoso.[23]

Actividad ocupacional: existe una relación entre ésta y la OA de rodilla y cadera y se recomienda hacer una historia ocupacional. La naturaleza exacta del stress biomecánico que conduce a OA sigue sin aclararse, pero factores como las altas cargas articulares, posiciones corporales no naturales, levantar objetos pesados, escalar y saltar pueden contribuir a la OA de rodilla y cadera. Se debe evitar la actividad laboral que produzca o perpetúe el dolor. Los médicos deben estar pendientes de los signos y síntomas tempranos de la OA de rodilla y cadera de los trabajadores expuestos a cargas que se sabe o se supone favorecen la OA.[2]

La artrosis se hace más frecuente con el envejecimiento. Por ejemplo, a medida que las personas envejecen, aparecen los siguientes cambios, el cartílago que recubre las articulaciones tiende a volverse más delgado, las superficies de una articulación pueden no deslizarse una sobre otra tan bien como lo hacían antes y la articulación puede ser un poco más susceptible a los traumatismos.

Sin embargo, la artrosis no es un componente inevitable del

envejecimiento. No está causada simplemente por el desgaste que se produce con los años de uso articular. Otros factores que influyen en su aparición pueden ser un traumatismo único o repetitivo, una movilidad anormal, enfermedades metabólicas, una infección de la articulación u otro trastorno articular.

La afectación de los ligamentos también es común en el envejecimiento. Los ligamentos, que unen las articulaciones, pierden elasticidad a medida que la persona envejece, haciendo que las articulaciones se vuelvan tensas o rígidas. Esta alteración se debe a cambios químicos en las proteínas que constituyen los ligamentos. En consecuencia, la mayoría de las personas se vuelven menos flexibles a medida que envejecen. Los ligamentos suelen desgarrarse con mayor facilidad, y, cuando lo hacen, se curan más lentamente. Las personas mayores deben hacer revisar su plan de ejercicios a un entrenador o a un médico para evitar los ejercicios que puedan desgarrar los ligamentos.[16]

**Cuadro clínico:**
Los principales síntomas de la OA incluyen dolor, rigidez y pérdida de función. Sin embargo, existe una discordancia entre la presencia de síntomas y el cambio radiográfico, y muchas personas con OA radiográfica (hasta un 50%) no presentan síntomas asociados. La razón de esta aparente discordancia no está clara.[5,20]

Son descritas como las principales manifestaciones clínicas de la enfermedad la presencia de dolor mecánico que se asocia con rigidez. El patrón de afección articular tiene cierta relación con el sexo; se reporta un predominio de afectación de las manos en mujeres, mientras que la articulación coxofemoral se afecta con mayor frecuencia en hombres. La afectación de la columna vertebral y las rodillas es descrita por igual en ambos sexos.

La disminución progresiva de la función articular y el dolor articular son los principales motivos de asistencia a la consulta médica de los pacientes con OA. Múltiples son los elementos de la enfermedad que influyen negativamente en la percepción de calidad de vida de estos pacientes; se destacan la presencia del dolor, la rigidez, las deformidades resultantes y los altos costes por concepto de atención y tratamiento.[12]

El cuadro clínico suele estar dominado por uno de los tipos de cambios patológicos, con mayor frecuencia cambios en el cartílago y/o formación o destrucción del tejido óseo, con menor frecuencia inflamación. La mayoría de los síntomas son comunes en cada localización.

Dolor articular, síntoma dominante, se produce durante el movimiento de la articulación afectada. En casos muy avanzados es intenso y se presenta también en reposo y por la noche. El rasgo más característico es la mayor intensidad del dolor al iniciar los movimientos de la articulación, conocido como dolor inicial, y su disminución gradual durante los movimientos posteriores. El dolor nocturno puede sugerir afectación de la médula ósea, y el dolor durante el movimiento suele proceder de los tejidos blandos adyacentes. Limitación de la movilidad articular, con atrofia secundaria de los músculos circundantes. Síntomas menos frecuentes: engrosamiento y deformidad de contornos óseos de articulaciones, dolor a la palpación, crujido durante movimientos, derrame articular.

**Tiempo de evolución:**

La enfermedad se desarrolla lentamente, por lo general con períodos de exacerbaciones y remisiones. Progresa independientemente del tratamiento, sin remitir, si bien el tratamiento puede influir favorablemente en el curso de la enfermedad. El grado de incapacidad depende de la localización y la gravedad de los cambios.[19]

Sin duda el tiempo de evolución de la enfermedad influye negativamente en la capacidad funcional de los pacientes con OA, varios autores señalan un predominio en la frecuencia de OA de rodillas y manos. Los pacientes con tiempo de evolución mayor a cinco años presentaran grados de discapacidad entre moderado y severo, lo cual se explica por el propio daño que causa esta afección al cartílago articular, lo que se traduce posteriormente en mayor limitación funcional y mayor grado de discapacidad.[24]

**Comorbilidades asociadas:**

La OA por si sola limita la capacidad física de los pacientes, si se asocia con otras afecciones complica aún más el desenvolvimiento diario de los pacientes, lo que disminuye su percepción de calidad de vida y provoca la aparición de distintos grados de discapacidad funcional. La presencia de comorbilidades, enfermedades crónicas y/o hábitos nocivos repercute negativamente en la percepción de calidad de vida de los pacientes con OA.[21]

La OA por sí misma puede considerarse una enfermedad benigna,[25] ya que sus principales afectaciones son a nivel articular; pero si se describe un gran número de comorbilidades asociadas que en ocasiones se comportan como factores de riesgo, pero en otras son consecuencias de la evolución progresiva de la enfermedad.[17] Pudiera explicarse la relación entre HTA, diabetes mellitus y OA a través del estrés oxidativo como elemento común en la etiopatogenia de estas tres enfermedades. Posibles explicaciones para la relación entre OA y esas comorbilidades incluyen etiología y fisiopatología, así como el resultado del proceso biológico del envejecimiento, en que diferentes eventos ocurren con mayor frecuencia (degeneración del cartílago, aumento de la resistencia a la insulina, aumento de peso, dislipidemia) y de ese modo, pueden aparecer simultáneamente, las que no dejan de estar interrelacionadas. Tal vez más importante que identificar la causa que lleva a la simultaneidad de esas enfermedades sea definir cuántas de ellas puedan influenciar en el estado de salud de los pacientes con OA y sobre todo con OA de rodillas.

La obesidad constituye, a la vez, un factor de riesgo importante para su desarrollo, en la mayoría de las investigaciones se reporta con una frecuencia elevada, factor que interviene no solo en la aparición de la enfermedad sino también en la respuesta al tratamiento médico. Son numerosas las publicaciones que defienden la relación entre la OA y la obesidad como factor de riesgo modificable de aparición. No se conoce todavía los mecanismos exactos de esta asociación, pero existen al menos tres teorías que tratan de explicarlo:

- El sobrepeso aumentaría la presión sobre una articulación de carga.

- La obesidad actúa indirectamente induciendo cambios metabólicos tales como intolerancia a la glucosa, hiperlipidemias o cambios en la densidad mineral ósea.

- Determinados elementos de la dieta que favorecen la obesidad producen daño en el cartílago, el hueso y otras estructuras articulares.

La presencia de OA está significativamente aumentada en individuos con exceso de peso y se asocia al trauma ocasionado por exceso de masa corporal en articulaciones que soportan carga, como caderas y rodillas. La sobrecarga mecánica sobre las articulaciones que soportan peso, activa los condrocitos y acelera la degeneración del cartílago; además, se ha descrito que la obesidad y el sobrepeso tienen un efecto sistémico debido al papel pro-inflamatorio y degenerativo que se le atribuyen a algunas adipocinas secretadas por el tejido adiposo, así como a células mixtas.

La obesidad inducida por OA se incluye ahora en un fenotipo más amplio denominado gonartrosis metabólica, ya que la OA se asocia con diversos parámetros del síndrome metabólico (incluyendo diabetes tipo-2). La aparición temprana de OA debe hacer sospechar un síndrome metabólico potencial". Un estudio en 1 000 mujeres observó un riesgo del 6.2 % de osteoartritis de rodilla en aquellas con índice de masa corporal (IMC) < 23.4 kg/m2 y de 18 % con IMC >
26.4 kg/m2.

Con referencia al tabaquismo, en la literatura aparecen trabajos que señalan el consumo de cigarrillos como un factor de riesgo conocido para un grupo de más de 20 enfermedades. En investigación realizada por Felson en la Universidad de Medicina de Boston señala que los fumadores se encuentran en mayor riesgo de pérdida del cartílago articular de la rodilla y experimentan mayor dolor, sugieren que fumar podría tener que ver con el avance de la OA de rodilla y por consiguiente representar un factor de riesgo modificable.

El papel de las alteraciones metabólicas como factores de riego potenciales de aparición de OA ha sido descrito por Korochina reportando pacientes que presentan OA con antecedentes de diabetes mellitus, trastornos del Tiroides, obesidad/sobrepeso, e hiperlipidemias, que tuvieron mayor frecuencia de formas generalizadas de OA, sinovitis de la rodilla, periartritis y dolor más intenso en las articulaciones, por lo que concluyen que la relación encontrada entre los síntomas de OA con factores metabólicos puede apuntar a la participación de estos últimos en el desarrollo y progresión de la enfermedad. Mathew al analizar la prevalencia de manifestaciones musculoesqueléticas de origen reumático en pacientes con diabetes mellitus tipo 2, encontraron que la más común de estas manifestaciones es la OA de rodilla (20,64 %; IC de 95% 16,14-25,16). Además, demuestran asociación de la hemoglobina glucosilada (p < 0,001) con las manifestaciones reumatológicas.

Aunque en un menor grado encontramos asociación con enfermedades inflamatorias articulares crónicas, dentro de las cuales se encuentran la artritis reumatoide, las espondiloartropatías y las enfermedades por depósito de cristales, las cuales son causa reconocida de OA secundaria en la literatura donde el estrés oxidativo puede encontrarse en la base fisiopatológica de estas enfermedades inflamatorias lo cual justificaría su asociación con la OA.[25]

Se conoce la gran afectación que producen estas afecciones en el cartílago articular, principal estructura anatómica afectada en esta enfermedad. El proceso inflamatorio, los cambios metabólicos y el estrés oxidativo son los principales responsables de la destrucción del cartílago; produciendo deformidad, limitación funcional y discapacidad que influyen negativamente la calidad de vida de los pacientes. Esto confirma que, si desde el punto de vista sanitario y asistencial se quiere lograr un envejecimiento satisfactorio, es necesario prevenir e identificar tempranamente el estado frágil y actuar sobre él, con lo que se estaría contribuyendo a disminuir la discapacidad y la morbilidad.[17]

**Formas más frecuentes:**

La rodilla, la cadera, la mano, el pie y la columna [3,4,14,39] forman parte de las articulaciones más asiduamente comprometidas por su condición de sitios expuestos a traumas, sobrecarga articular, alteraciones biomecánicas o infecciones, a lo que se suma el significativo rol de la herencia.[14]

1. Artrosis de rodilla (gonartrosis): dolor notable en la articulación y parte superior de la pierna. Generalmente es más doloroso bajar las escaleras que subir. El movimiento lateral de la rótula presionada contra fémur generalmente causa dolor. Los movimientos de flexión y extensión pueden causar crujidos palpables. El eje de la extremidad casi siempre está deteriorado: es más común el varo que el valgo. A menudo hay derrame articular, a veces también quistes en la fosa poplítea (quiste de Baker). Los contornos de la rodilla se engruesan y deforman. A menudo se produce debilidad secundaria muscular y atrofia del cuádriceps, entesopatías de ligamentos colaterales, inserciones de flexores y bursitis de la pata de ganso, lo que también causa dolor. En casos avanzados se produce contractura de la rodilla en flexión. Según la localización de los cambios destructivos del cartílago articular se distinguen las formas: medial (la más común, coexiste con rodilla en varo); lateral (rara, coexiste con rodilla en valgo) y femororrotuliano (conflicto femoropatelar).

2. Artrosis de cadera (coxartrosis): se distinguen formas con acetábulo plano (displasia), demasiado profundo (protrusio) y correcto. El dolor se

puede sentir en cualquier parte del muslo, pero con frecuencia a nivel anterior, en la ingle y rodilla; por lo general no irradia a los glúteos ni a otros tejidos situados por encima de la articulación. Muchos pacientes presentan dolor en el área de la cresta ilíaca, pero este suele deberse a una carga inadecuada sobre la columna vertebral. La limitación del movimiento se produce rápidamente, inicialmente se refiere al movimiento de rotación interna e hiperextensión. Puede ocurrir entesopatía de las inserciones de músculos glúteos al trocánter mayor y bursitis trocantérea (dolor de lado lateral del muslo), atrofia de músculos glúteos y acortamiento relativo de extremidad; estos cambios se producen con mayor frecuencia en lado contralateral, sobrecargado.

3. Artrosis de manos: dolor articular (raramente es muy doloroso; los cambios con frecuencia son indoloros), puede haber rigidez matutina de corta duración (hasta 30 min), a veces también después de un período de inmovilidad. Los cambios afectan a ambas manos, causan engrosamiento y deformidad de contornos articulares (normalmente subluxación). Por lo general se afectan las articulaciones interfalángicas distales (DIP) y proximales (PIP) de los dedos 2.º-
5.º y la base del pulgar; son muy características las nodulaciones y deformaciones alrededor de las articulaciones DIP (nódulos de Heberden) y/o PIP (nódulos de Bouchard). Por lo general los cambios degenerativos se acompañan de inflamación articular de diferente gravedad. En algunos casos se produce un deterioro significativo de las manos. Este tipo de cambio cursa con derrame y formación de defectos óseos, reconocidos como una forma de artrosis erosiva.

4. Espondiloartrosis: domina dolor en la zona paravertebral, que se intensifica durante el movimiento. Las características del dolor no permiten determinar los cambios degenerativos (afectación del disco intervertebral, de articulaciones facetarias, articulaciones vertebrocostales, de ligamentos u osteofitos). En la hiperostosis esquelética (enfermedad de Forestier) el dolor es generalmente leve, sordo, de intensidad variable. La movilidad de la columna se reduce enormemente, pero se diferencia de la espondilitis anquilosante, ya que nunca es completamente rígida. Los cambios degenerativos de la columna más comunes, aunque de importancia clínica limitada, son los osteofitos en los bordes vertebrales. No constituyen signos de artrosis en el sentido estricto, ya que los cambios se encuentran alrededor del disco que carece de cápsula articular.

5. Artrosis de otras articulaciones: puede afectar a cualquier articulación, incluyendo hombro, acromioclavicular, sacroilíaca, tobillo, temporomandibular, y articulaciones del pie (dedo gordo en valgo [halluxvalgus] o rígido [halluxrigidus], dedos en martillo).

6. Forma poliarticular: ariculaciones afectadas en ≥3 localizaciones principales previamente descritas.

**Diagnóstico:**

El diagnóstico se basa en síntomas clínicos. Si el cuadro clínico es atípico, hay que realizar una radiografía estándar para confirmar el diagnóstico o descartar otras enfermedades. La detección de cambios degenerativos típicos, no acompañados por dolor o disfunción, no permite establecer el diagnóstico de artrosis.

**Exploraciones complementarias:**

1. Radiografía articular: los cambios típicos incluyen estrechamiento del espacio articular debido a la destrucción de cartílago, quistes degenerativos (geodas) en hueso epifisario, debido a la destrucción de tejido óseo, esclerosis subcondral, osteofitos (excrecencias óseas) en el borde de cartílago y hueso.

2. Otras pruebas de imagen (TC, RMN, ecografía, gammagrafía): pueden ser útiles en el diagnóstico diferencial con otras enfermedades de articulaciones y huesos. La RMN puede detectar cambios muy tempranos, antes de la aparición de síntomas clínicos y radiológicos.

**Diagnóstico diferencial:**

El cuadro clínico y las imágenes radiológicas son tan distintivos que rara vez requieren diferenciación con otras enfermedades articulares. Sin embargo, no se deben olvidar enfermedades como artritis asociada a cristales de pirofosfato de calcio, osteocondromatosis sinovial u osteonecrosis de la cabeza femoral. En caso de sospecha justificada hay que excluir las formas secundarias. En caso de artrosis de manos, sobre todo con erosiones radiológicas, el diagnóstico  diferencial incluye: artritis reumatoide, artritis psoriásica, gota y hemocromatosis.[19]

**Tratamiento:**

No existe un único tratamiento para la artrosis. En este sentido, tanto las recomendaciones de la European League Against Rheumatism para la artrosis de rodilla, cadera y mano, como la guía de artrosis del National Institute for Health and Care Excellence, consideran que el tratamiento de la artrosis debe ser multimodal, combinando medidas no farmacológicas con tratamiento farmacológico. Pero la variabilidad en su manejo hace que esta enfermedad sea abordada de diferentes formas en cuanto al diagnóstico y el tratamiento. [6]

Objetivo principal: combatir el dolor y mantener la capacidad funcional.

**Tratamiento no farmacológico:**

**1.** Educación del paciente.

**2.** Dieta para reducir el peso en pacientes obesos o con sobrepeso.

**3.** Fisioterapia, principalmente kinesioterapia para mantener el rango de movimiento articular y la fuerza muscular; también puede reducirse la intensidad del dolor.

**4.** Aparatos ortopédicos, p. ej. bastón, muletas, plantillas correctoras, correctores del eje de extremidad, ortesis estabilizadoras de rodilla (incluyendo elásticas), corrección externa de posición (medialización) de rótula.

**Tratamiento farmacológico:**

1. Analgésicos (mejoran la calidad de vida y la función de la extremidad, pero no influyen significativamente en el curso clínico):
- Inicialmente paracetamol VO, máx. 4 g/d (en tratamiento crónico dosis más bajas) o AINE a la dosis efectiva más baja; recordar los efectos adversos y contraindicaciones como úlcera péptica activa gastroduodenal, insuficiencia renal o hepática grave, hipersensibilidad a fármaco, síndromes purpúricos. Criterios propuestos para la selección de los AINE en función de los riesgos gastrointestinal y cardiovascular asociados. En pacientes que toman AAS a largo plazo (p. ej. en la prevención del infarto de miocardio) evitar el uso de ibuprofeno.
- En caso de contraindicaciones, intolerancia o ineficacia de los anteriores

fármacos, utilizar opioides a partir de los débiles; tener en cuenta sus efectos secundarios como somnolencia y desequilibrio, que pueden suponer un riesgo de caídas y fracturas.

- El dolor puede ser aliviado de manera eficaz por fármacos aplicados externamente: AINE y capsaicina.

2. Glucocorticoides: se pueden considerar infiltraciones intraarticulares aisladas en períodos de dolores intensos, si los analgésicos no son lo suficientemente eficaces, pero solo en una articulación con derrame; recordar el riesgo de necrosis e infección (atención especial en las infiltraciones en la cadera). Si el acceso a la articulación es difícil (p. ej. por causa de la localización anatómica, deformación u obesidad), realizar la inyección bajo el control de una prueba de imagen. La acción antinflamatoria y analgésica se mantiene desde 10 días hasta varios meses.

3. Fármacos sintomáticos de acción lenta usados en artrosis (SYSADOA): administrados VO sulfato de glucosamina, sulfato de condroitina, diacereína, extracto de fitosteroles y ácidos grasos desde frutos de palta y soja): se caracterizan por una toxicidad relativamente baja (solamente la diacereína provoca diarrea con frecuencia y puede causar alteraciones de la función hepática), sin embargo, su efecto beneficioso se considera probable, pero no demostrado. Si no se logra reducir la intensidad del dolor, no se observa una mejora funcional, o aparecen signos radiológicos de progresión, está justificado retirarlos.

4. Ácido hialurónico: en la mayoría (~70 %) de los pacientes tratados mediante una serie de infiltraciones repetidas de ácido hialurónico en la rodilla se observó mejoría de los síntomas de varios meses de duración, en general moderada. En artrosis asintomática pueden depositarse

cristales de pirofosfato de calcio en el cartílago articular, y en este caso la infiltración de ácido hialurónico de elevado peso molecular puede causar artritis aguda. Puede ser más eficaz la administración de ácido hialurónico de un peso molecular medio.

5. Inhibidores de la recaptación de serotonina y noradrenalina (IRSN) (p. ej. duloxetina, milnaciprán) también tienen una acción analgésica central, pueden aumentar el efecto analgésico de otros fármacos y contribuir a la mejoría funcional del aparato locomotor.

6. Otros medicamentos de supuesto efecto beneficioso: extracto de la garra de diablo (Harpagophytumprocumbens), de la uña de gato (Uncaria Tomentosa), extracto de los rizomas de jengibre (Rhizomazingiberis), resina de incienso que contiene ácido boswélico, lípidos complejos derivados de mejillones verdes de Nueva Zelanda, frutas pulverizadas de espino (Craetegus).

**Tratamiento quirúrgico:**

1. Procedimientos artroscópicos: no se recomiendan de rutina; pueden considerarse solo en caso de síntomas mecánicos tales como deterioro repentino o recurrente del movimiento articular o bloqueo articular.

2. Artroplastia: la implantación de prótesis articular es el principal método de tratamiento en casos de dolor persistente o incapacidad física significativa en coxartrosis o gonartrosis; mejora en gran medida la calidad de vida.

3. Patelectomía, osteotomías correctivas del eje de extremidad, artrodesis, en la actualidad realizadas raramente.[19]

Estos procesos quirúrgicos se realizan en el caso de que los tratamientos no quirúrgicos sean ineficaces. Las recomendaciones para llevarlo a cabo se basan en la intensidad del dolor y la discapacidad del paciente, que son las principales características de OA. La artroplastia de rodilla se ha incrementado significativamente en un 90% en los 15 últimos años. El impacto económico que genera realizar este tipo de procedimiento quirúrgico es significativamente alto. Se calcula que el coste de artrosis rodilla y cadera representa aproximadamente 1- 2,5% de PIB. Hay estudios que han determinado que realizar una adecuada educación sanitaria perioperatoria (pre-, intra-, post intervención) suele ser beneficiosa en diversos aspectos como en el manejo de dolor, adherencia al tratamiento y disminución en la administración de medicación innecesaria para los pacientes. Además, otros estudios sugieren que la educación sanitaria durante el proceso quirúrgico puede reducir significativamente las estancias hospitalarias. En la actualidad, este tipo de educación sanitaria se realiza mediante sesiones grupales o en persona, o bien en folletos educativos. Sin embargo, los métodos educativos presenciales pueden ser inaccesibles para muchos pacientes por varias razones, como es el problema de movilidad por la propia patología, el no poder ausentarse en el trabajo para la asistencia a dichas sesiones o distancia geográfica importante. Por consiguiente, un acceso reducido a la educación puede condicionar en la alfabetización en la salud. Generalmente, este tipo de intervención quirúrgica suele ser una cirugía exitosa y da resultados clínicos favorables, sin embargo, puede llegar a ser un procedimiento físico y psicológicamente desafiante para los pacientes. El facilitar información detallada y bien estructurada del proceso perioperatorio puede tener efectos beneficiosos en los pacientes durante el proceso postquirúrgico, así como empoderarlos para participar activamente en su recuperación funcional y rehabilitación, lo que a su vez aumentará la satisfacción del paciente y la calidad de vida.[9]

4. Procedimientos regenerativos del cartílago articular:

- Estimulación con médula ósea mediante la perforación y abrasión superficial  de la placa ósea subcondral con una lezna artroscópica, o introducción de un coágulo en la zona de mayor destrucción del cartílago.
- Implantación de condrocitos multiplicados, cubiertos de una membrana de colágeno, o sembrados previamente al procedimiento en membrana de colágeno.
- Implantes de tejidos (autológicos y alogénicos): fragmentos de cartílago o condrocostales.
- Implantes de preparados acelulares.
- Estimulación biológica de la regeneración del cartílago articular (células madre obtenidas de la médula, sangre o tejido subcutáneo, concentrados de plaquetas, factores de crecimiento).

Estos métodos no se recomiendan en ninguna guía de actuación de renombre, pero se vuelven cada vez más comunes y muchos enfermos requieren su aplicación; se consideran seguros, se supone que reducen la inflamación, inhiben la destrucción e influyen de manera regenerativa en el cartílago articular; los resultados obtenidos hasta el momento son prometedores, pero no hay datos que permitan formular recomendaciones para la aplicación de estos métodos.[19]

Un elemento determinante en el abordaje de los casos con OA es que la mayoría de los diagnosticados no son objeto de un tratamiento apropiado para controlar la enfermedad, ya sea por errónea selección de fármacos, dosis no suficientes, administración poco apropiada, escaso seguimiento del tratamiento, diagnósticos equivocados, falta de rehabilitación y de información al paciente, entre otros.

Su tratamiento ha sufrido una propensión hacia el manejo de métodos conservadores, la intervención quirúrgica escasa vez resulta factible y, en situaciones, deja al enfermo con una discapacidad mayor. Con el tratamiento medicamentoso no siempre se consiguen los resultados proyectados, y los fármacos aplicados no se encuentran libres de reacciones no deseadas.[14]

**Medicina Natural y Tradicional:**

El empleo de las plantas medicinales y medicamentos herbarios tiene un marcado auge en el ámbito mundial. El uso de las plantas es una de las formas de su práctica, la más universal, aparece en todas las culturas. Las plantas medicinales y los medicamentos herbarios constituyen elementos terapéuticos útiles, sobre todo en la Atención Primaria de Salud.[26]

El origen de la Medicina Natural y Tradicional (MNT) está íntimamente unido al de la humanidad y a la historia del hombre en su lucha por la supervivencia. Está considerada como la especialidad que incluye un conjunto de métodos y técnicas terapéuticas que consisten en restablecer el equilibrio en el individuo y entre él y el universo.

La MNT, conocida internacionalmente como alternativa, energética y naturalista, o complementaria, forma parte del acervo de la cultura universal, es decir, de conceptos y prácticas que se han heredado de generación en generación. En ella se incluye la homeopatía, fitoterapia, acupuntura, ozonoterapia, apiterapia, moxibustión, entre otras.[27]

El empleo de las plantas para la alimentación del hombre y la curación de diversas enfermedades, se remonta a la creación del mundo. Esta experiencia fue transmitida de generación en generación, a tal punto que, en la actualidad, en pleno siglo XXI, son denominadas plantas de uso tradicional, lo cual continuará hasta el fin de los tiempos.[28]

La Organización Mundial de la Salud (OMS), en el contexto de su 29 Asamblea Mundial, celebrada en 1978 en Ginebra, Suiza, reconoció por primera vez la importancia de los profesionales de la medicina tradicional y natural y la de los medicamentos y técnicas que utilizan; también promueve la utilización apropiada de los sistemas tradicionales de medicina como parte de los programas de asistencia primaria de salud y estimula así el estudio de la utilidad potencial de esta, como uno de los pilares básicos sobre los que debe sustentarse esta atención.

A principios del siglo XX se produce un retroceso en el uso de la medicina natural debido al gran auge de los avances científicos, mayormente, en el ámbito de la química, por lo que se incrementó el uso de las sustancias de síntesis.[27]

A partir de la década de los 80 del pasado siglo, el interés por conocer las plantas medicinales y sus usos, ha proliferado en todo el mundo. En Oriente y Occidente se aprecia una parte del "renacimiento" de la herbolaria, bajo la motivación de las muertes causadas por reacciones adversas medicamentosas, pues más de 600 personas fallecieron en Inglaterra entre 1986 y 1987, y 200 000 en Estados Unidos.[28]

La OMS continúa dando seguimiento al desarrollo de las medicinas naturales y tradicionales elaborando una estrategia de trabajo a nivel global. Muchos países reconocen actualmente la necesidad de elaborar un enfoque coherente e integral de la atención de salud, que facilite a los gobiernos, los profesionales sanitarios y, muy especialmente, a los usuarios de los servicios de salud, el acceso a la MNT de manera segura, respetuosa, asequible y efectiva.[29]

En este contexto surgen los fitofármacos, que su empleo es válido para mejorar la salud humana, cuenta con bajos costos (ideal para aplicar en atención primaria de salud), su uso es tradicional (el tiempo y la experiencia en miles de personas con antecedentes), se viene desarrollando en todas las universidades y centros de investigación del mundo, y posee un menor índice de toxicidad (en comparación con los productos de síntesis).

La medicina herbaria funciona más o menos de la misma manera que los fármacos farmacéuticos convencionales, o sea, por su composición química. Las hierbas contienen muchísimos compuestos químicos que se dan por sí solos en la naturaleza y que tienen una fuerte actividad biológica. En los últimos 150 años, los químicos y farmacólogos se han dedicado a aislar y purificar los compuestos "activos" de las plantas en un intento para producir fármacos.

De hecho, la herbolaria tiene mucho que ofrecer cuando se usa para curar afecciones crónicas, pues a través de una hábil selección de las hierbas, se puede lograr una profunda transformación de la salud del paciente, con un menor peligro derivado de los efectos colaterales inherentes a los medicamentos farmacológicos.

En Cuba se conformó una tradición propia en el uso de las plantas medicinales, que alcanzó su máxima expresión en la persona del ilustre sabio Juan Tomás Roig Mesa. En el año 1991 el Comandante en Jefe Fidel Castro Ruz orientó iniciar en el país un programa que incluyera el uso científico de las plantas medicinales conocidas, así como su elaboración por la naciente y pujante industria farmacéutica, y que se tomara como experiencia el retorno al empleo de la medicina natural y tradicional, que tiene lugar con más fuerza en los países industrializados. Estas orientaciones fueron recogidas en un programa para el empleo de plantas medicinales, que formaba parte de la preparación del país ante cualquier contingencia, y la estrategia para su implementación práctica quedó expresada en una directiva del Segundo Secretario del Comité Central del Partido Comunista de Cuba y Ministro de las Fuerzas Armadas Revolucionarias (FAR) – directivo 8-93 --.[28]

En Cuba se emplean las modalidades de la medicina natural que tienen validación científica y tradicional. Aunque en el país se utilizaban diversas técnicas de la medicina tradicional y natural en clínicas seleccionadas, desde 1996 se acometió un programa con un conjunto de objetivos estratégicos y acciones de diversa índole, dirigidos a desarrollar los conocimientos y procedimientos, relacionados con la MNT.[29]

La medicina tradicional de calidad, seguridad y eficacia comprobadas contribuye a asegurar el acceso de todas las personas a la atención de salud. Ofrece, además, una variante de solución menos dañina y más eficiente desde el punto de vista económico, por el ahorro de medicamentos químico industriales y se reportan menor cantidad de reacciones adversas.[29] La cultura cubana en cuanto al uso terapéutico y profesional de las plantas medicinales, está desempeñando un papel cada vez más importante en la población.[28]

Entre las ventajas de la MNT, se destacan los resultados efectivos comprobados por la ciencia, de bajo costo, coadyuvan en el tratamiento de enfermedades crónicas o terminales que no responden a la terapéutica moderna. Los servicios de Medicina Tradicional presentan una demanda creciente, es utilizada como una alternativa para mantener la salud, prevenir y tratar enfermedades, especialmente en las zonas rurales.[26]

En Cuba la MNT está integrada al Sistema Nacional de Salud (SNS) y contempla las siguientes modalidades: fitoterapia, apiterapia, medicina tradicional asiática, ozonoterapia, homeopatía, terapia floral, hidrología médica, ejercicios terapéuticos tradicionales, helio talasoterapia, y orientación nutricionalnaturista.[24] Su empleo en el país va en aumento. Los pacientes atendidos con MNT son cada vez más, en el año 2017 se realizaron 50 463 866 consultas, la mayoría en el nivel primario de atención de salud (67,4%) y en estomatología (24, 5%).Por su parte, el cuadro básico de productos naturales en el año 2018 incluyó 153 renglones, 86 productos más que en el año 2013.[30]

Los profesionales cubanos proceden bajo los principios de actuación en que se basan las prácticas naturales y tradicionales en el SNS: seguridad, eficacia, eficiencia, cientificidad, integratividad, sistematicidad, ética y profesionalidad.[29]

La familia cubana posee un acervo de conocimiento con relación a la medicina herbaria, legado que data desde la comunidad indígena y las guerras de independencia, donde se tenía un alto nivel de conocimiento de lo curativo, cultural y folklórico. Es en el seno de la familia donde se trasmite la herencia, en el manejo de las plantas medicinales.

En la industria farmacéutica cubana se prioriza la producción de medicamentos de primera necesidad. Algunos escasean por lo costoso que resulta adquirir la materia prima. Por tal razón, adquiere suma relevancia el uso de la MNT. Esta tiene una creciente aceptación y se integra a la medicina convencional con el mínimo de efectos indeseables. Se considera, que, a partir del periodo especial, debido a la carencia de varios de los medicamentos, que aparecían en el cuadro de salud y con el objetivo de paliar determinadas carencias, se fortalece el tratamiento con la MNT, en sus diferentes formas.

Con el desarrollo del programa y la utilización de las diferentes técnicas de la MNT, aumentan las capacitaciones, se abren maestrías; se crea la especialidad y el personal de la salud comprende la importancia de este tema y los beneficios que aporta. En Cuba, es difundida y su uso se ha convertido en un indicador importante del Sistema de Salud, esta actividad es medida con rigor y con un alto nivel científico.[26]

Se han realizado algunos estudios con plantas medicinales en la provincia de Villa Clara de forma sectorial y con fines etnobotánicos. Así, por ejemplo: algunos investigadores estudiaron la Flora y Vegetación de la localidad del cayo de Santa María, la investigación incluyó las plantas de la flora silvestres y las familias representadas con el mayor número de géneros fueron: *Rubiaceae, Euphorbiaceae, Fabaceae* y *Asteracea*.[31]

Actualmente la medicina tradicional es un recurso fundamental para la salud humana. Las plantas empleadas son la base para el desarrollo de la medicina moderna. Es necesario volver a las fuentes naturales para curar las enfermedades y crear, un sistema de salud sencillo acorde con las bondades de la madre naturaleza. Los productos de origen vegetal que habían pasado dentro del arsenal terapéutico occidental a un segundo plano, han vuelto a tener, en las últimas décadas, una presencia cada vez mayor.[32]

El uso de medicamentos naturales es fundamental dentro del procedimiento médico-farmacológico de la sociedad actual. Dentro de las plantas medicinales que tienen propiedades analgésicas se encuentran el ajo.

**El Ajo como planta medicinal:**

El ajo (*Allium sativum L.*) es originario de Asia central. Por constituir una de las plantas hortícolas más antiguas que existen, en la actualidad se encuentra distribuida por casi todo el mundo, su parte útil son los bulbos frescos y se usa como condimento. En Cuba está incluido en el Listado General de Plantas Medicinales registrado por el MINSAP y se promueve el uso de medicamentos naturales como estrategia del Ministerio de Salud Pública, velándose por su seguridad y uso racional.[33]

Es una planta bulbosa, de 30 a 40 cm de altura; hojas alternas, largas y muy estrechas; del centro de las hojas surge el péndulo floral de 40 a 50 cm de alto, lampiño y hueco; flores agrupadas en umbelas terminales. Flores con pétalos blanquecinos a violáceos. Los frutos en cápsula ovoidea. El bulbo o cabeza de ajo es generalmente de color blanco y está dividido en partes (6 a 12) llamadas dientes de ajo, que se encuentran envueltos por una túnica blanquecina (bráctea), que a veces es sonrosada y parecida a la membrana que cubre todo el bulbo.

**Clasificación científica:**
Reino: *Plantae.*
División:
*Magnoliophyta.*
Clase: *Liliopsida.*
Orden: *Asparagales.*
Familia:
*Amaryllidaceae.*

Subfamilia: *Allioideae.*

Tribu: *Allieae.*

Género: *Allium.*

Especie: *Allium sativum.*

Nombre: binomial: *Allium sativum L.*

**Variedades:**

*Según el tipo de tallo:*

Ajo de cuello duro. El tallo posee floración y genera hijuelos.

Ajo de cuello blando. Debido a que no produce hijuelos, tienen mejor rendimiento, solo utilizan la energía para la producción del bulbo. También resisten períodos de almacenamiento más prolongados en comparación con el ajo de cuello duro.

*Según la coloración:*

Ajo blanco. Aptos para el consumo en seco.

Ajo rosado. Generalmente son más tempranos en su maduración que los blancos.

**Composición química:**

Compuestos azufrados (0,1-0,2 %): son solubles en agua. Dentro de estos están los derivados de la cisteina: S-alil-cisteina (21 %); S-alil-mercaptocisteina, Smetilcisteina y gamma-glutamil-cisteina. Este último componente da origen a la Salil-cisteina.

Inodoros. Son solubles en aceite. Entre estos se encuentran el sulfuro dialílico; disulfuro dialílico (dialil-disulfuro), trisulfuro dialílico (dialil-trisulfuro); trisulfuro alilmetílico; aliina (precursor de la alicina), ditiínas, viniloditiínas y ajoene.

Olorosos. El componente oloroso del ajo lo conforma la alicina, que es un componente oxidante producido por el ajo crudo cuando sus células se rompen, por ejemplo durante el acto del corte.

La aliina es el componente "madre", farmacológicamente inactivo e inodoro, del que se deriva la sustancia activa alicina, cuyo poder bactericida fue descubierto en 1944. La aliina, por acción de un fermento contenido en los propios ajos, la *aliinasa*, primero se convierte en alicina (esta conversión ocurre en contacto con el aire y cuando el pH es superior a tres) y después en disulfuro de alilo, con el característico olor del ajo. También se encuentra el ajoeno, (un disulfuro insaturado, formado por la unión de tres moléculas de alicina), actúa como antioxidante; y la quercetina (flavonoide también antioxidante). Si el bulbo está intacto y fresco, el componente mayoritario identificado es la aliína o sulfóxido deSalil-cisteína (aminoácido azufrado). También se encuentran otros compuestos azufrados solubles en medio acuoso, como son: los sulfóxidos S-metil-L-cisteína y S-propenil-S-cisteína, S-glutatión, g-glutamil-S-alil cisteína, y g-glutamil-S- alilmercapto-L-cisteína.

Además, en el bulbo de ajo se encuentran sales minerales (selenio), azúcares, lípidos, aminoácidos esenciales, saponósidos, terpenos, vitaminas, enzimas, flavonoides y otros compuestos fenólicos. También se considera que contiene aceite esencial (debido a la formación de los compuestos azufrados volátiles), aunque éste no se encuentra preformado en el fármaco.

Entre sus propiedades nutricionales cabe destacar que 100 g de ajo contienen los siguientes nutrientes: 1,20 mg de hierro, 4,30 g de proteínas, 17,80 mg de calcio, 1,20 g de fibra, 446 mg de potasio, 4,70 mg de yodo, 1,10 mg de zinc, 24,30 g de carbohidratos, 24,10 mg de magnesio, 19 mg de sodio; trazas de vitamina A, 0,16 mg de vitamina B1, 0,02 mg de vitamina B2, 1,02 mg de vitamina B3, 0,60 mg de vitamina B5, 0,32 mg de vitamina B6, 4,80 mg de vitamina B9, 14 mg de vitamina C, 0,01 mg de vitamina E, 1,40 mg de vitamina k, 134 mg de fósforo, 119 kcal, 0,23 g de grasa y 2,21 g de azúcar.

Compuestos químicos que se encuentran en el ajo:
- Azúcares reducidos y fructosanos.
- Garlicina, alicina, mono, di, tri y polisulfuros como aliina.
- Aceite esencial. Formado por los siguientes compuestos: bisulfuro de Alilo (60 %) que es el encargado de su olor; trisulfuro de Alilo (20 %) tetrasulfuro de Alilo (10.5
%) y bisulfuro de alipropilo (6 %). [34]

Es un ingrediente que nos aporta una gran cantidad de propiedades medicinales que son muy interesantes para nuestro bienestar. De hecho, se conocen más de 2000 componentes activos presentes en el ajo que nos ayudan a mantener un organismo más fuerte y sano. [35]

El ajo es muy utilizado, para la condimentación de los alimentos, en Cuba; además se utiliza para el tratamiento de los dolores articulares. Entre sus propiedades se destacan: protector, antihemorroidal, antiespasmódico, antiamebiano, expectorante, antiasmático, diurético, antiinflamatorio antibacteriano, antifúngico, antiviral, antitrombótico, antihipercolesterolémico, otras no se han aprobado; pero se describe como hipotensor, hipoglicemiante, analgésico, antiartrítico, antiséptico, colagogo, para aliviar el efecto de picadas de insectos y en el tratamiento de enfermedades cardíacas.[26]

Esta planta, gracias a sus principios activos, desarrolla una actividad antibacteriana, antiséptica, antiinflamatoria, antimicótica; potencia los efectos de los antihipertensivos y anticoagulantes y también se considera un estimulante y expectorante. En muchas ocasiones, uno de sus usos ha sido en el tratamiento de las afecciones respiratorias como: la tos, el asma, la bronquitis o la tuberculosis. Estudios recientes apuntan sobre la posibilidad de ser beneficioso en la prevención del cáncer. [34]

**Efectos terapéuticos:**

El estudio farmacológico del ajo, así como el de sus propiedades como producto antioxidante de amplio espectro, dadas las evidencias obtenidas de los estudios anteriores permiten demostrar no solo su participación en los mecanismos antioxidantes del organismo, sino además cómo estas influyen en importantes sistemas fisiológicos a través de sus propiedades analgésicas, antiinflamatorias, vasorrelajadoras y espasmolíticas.[33]

- Actividad antioxidante. Eficaz para inhibir la formación de radicales libres, que refuerzan el mecanismo de captación de radicales endógenos, aumentan las enzimas antioxidantes celulares (ejemplo la superóxido dismutasa [SOD], catalasa y glutatión peroxidasa), protegen las lipoproteínas de baja densidad de la oxidación por los radicales libres e inhiben la activación del factor nuclear Kappa B (factor de transcripción inducido por oxidantes). El principal mecanismo de acción estaría determinado por la actividad antioxidante sobre las membranas celulares hepáticas de los compuestos S-alil-cisteina, S-alil-mercaptocisteina, selenio y vitamina C frente a la agresión de peróxidos lipídicos, la protección del endotelio vascular frente al peróxido hidrógeno, la inhibición en la emisión de bajos niveles de quimioluminiscencia y en la temprana formación de TBA-RS (marcadores de oxidación) causados por radicales libres. Se ha considerado que la actividad antioxidante del ajo sería la principal responsable del efecto cardioprotector frente a la doxorrubicina. Se sugiere que el efecto antioxidante es dependiente de la dosis y el tiempo. Las propiedades antioxidantes del ajo y sus componentes son de gran interés en relación con sus efectos antiaterogénico, antihepatotóxico y anticancerígeno.

- Actividad hipolipemiante y antiaterogénica. Disminuye los valores de colesterol total y de LDL (*low density lipoprotein*). El efecto reductor del colesterol está relacionado con la dosis administrada. Entre los mecanismos de acción propuestos se incluye la inhibición de la biosíntesis del colesterol al inhibir la actividad de enzimas como la hidroximetilglutaril-coenzima A reductasa (HMG- CoA) y la lanolesterol-14-dimetilasa. Con respecto al colesterol, la alicina mejora la oxidación de LDL por la inhibición de la síntesis del colesterol en el hígado, al ser capaz de inhibir las enzimas claves de este proceso (â hidroxi- â metilglutaril CoA sintetasa y la â hidroxi- â metilglutaril CoA reductasa).

- Actividad antiagregante y fibrinolítica. El ajo contiene más de un inhibidor de la agregación y de la liberación plaquetaria. La alicina es el inhibidor principal, aunque algunos autores atribuyen esta propiedad a los ajoenos. Dentro de los mecanismos de acción propuestos para este efecto antiagregante se incluye la inhibición de la síntesis de tromboxano a través de la inhibición de la ciclooxigenasa y la lipooxigenasa, y el efecto inhibidor sobre receptores plaquetarios de ADP, colágeno y fibrinógeno.

El ajo incrementa los niveles de óxido nítrico sintetasa (enzima causante de la formación de óxido nítrico o factor relajante derivado del endotelio), potente vasodilatador. La alicina y el ajoeno reducen los niveles de calcio en las células musculares lisas provocando una vasodilatación debido a los bajos niveles intracelulares de calcio. Ciertos componentes del ajo afectan también a los procesos que preceden a la agregación plaquetaria, como la activación de los trombocitos. En diferentes ensayos clínicos se demuestra el efecto antitrombótico del ajo.

- Actividad antihipertensiva. Efecto hipotensor del ajo, generalmente utilizado en dosis de 600-900 mg/día, se debe a su efecto vasodilatador. Además, en cultivos de células endoteliales se ha comprobado que un extracto acuoso de ajo fresco inhibe de manera eficaz la actividad de la adenosina desaminasa (ADA), lo que contribuye a la actividad antihipertensiva y a los efectos vasoprotectores del ajo.

- Actividad antimicrobiana y antifúngica. La alicina es activa contra bacterias grampositivas y gramnegativas, aunque en esta acción también contribuyen los ajoenos y el trisulfuro de dialilo. Es además antifúngico, ya que ha demostrado su actividad frente a la *Candida Albicans* y otros hongos. En el estudio realizado por Pérez Armas, para comparar la eficacia de podofilina 25 % y *Allium sativum* en el tratamiento del condiloma acuminado en el Hospital Universitario ¨Celia Sánchez Manduley¨, realizado entre los años 2006 y 2007, se determinó su eficacia para el tratamiento de esta enfermedad, con eficacia terapéutica mejor en el grupo que utilizó el ajo (73,3 %) con menos recidivas (9,1 %).El resultado comenzó a observarse generalmente entre la tercera y cuarta semana de tratamiento.

- Actividad anticarcinogénica y antitumorogénica. Ejerce un efecto protector que reduce la incidencia de determinados tipos de cánceres, como el gástrico, colorrectal, de mama, cervical, etc. El efecto anticancerogénico al parecer se debe a mecanismos como: ser captador de radicales libres, incrementar los valores de glutatión, incrementar o modular la actividad de enzimas como glutatión - Stransferasa, catalasa, mecanismos de reparación de ADN, prevención del daño cromosómico.

- Actividad inmunomoduladora. Aumentan la inmunidad, la estimulación de la proliferación de linfocitos y la fagocitosis de macrófagos, así como la estimulación de la liberación del interferón gamma. Diferentes extractos de ajo han demostrado estimular la actividad fagocitaria de los macrófagos, a la vez que incrementan la actividad de células natural killer, IL-2 (interleukina-2), TNF (factor de necrosis tumoral) y gamma-interferón.

- Efecto antianémico. Potencial alivio contra la anemia, específicamente contra la anemia falciforme, por su carácter antioxidante, se observó que los cuerpos de Henz disminuyeron de forma significativa.

**Preparados farmacéuticos del ajo:**

- Droga cruda. Son los dientes extraídos del bulbo de la planta. Se recomienda un diente de ajo al día, machacado y pelado.

- Tintura al 20 %. Es el extracto obtenido por maceración de láminas de bulbo de ajo (20 g de dientes de ajo pelado fresco) en alcohol etílico al 70 % csp 100 ml durante siete días y almacenado en un frasco de vidrio ámbar a temperatura ambiente, posteriormente se filtra. Se administran 20 gotas diluidas en 125 ml de agua (medio vaso), 2 o 3 veces al día.[34]

Las tinturas son soluciones alcohólicas o hidroalcohólicas preparadas con drogas vegetales en concentraciones relativamente bajas. Puede emplearse en fricciones, tópicamente o por vía oral.[33]

La tintura de ajo al 20% tiene propiedades antinflamatorias y antirreumáticas, se recomienda su empleo en afecciones del sistema osteomioarticular entre otros usos según Formulario Nacional de Fitofármacos y Apifármacos (Capítulo 2 Página 17).[36]

- Extracto envejecido de ajo (AGE). Es el extracto obtenido por maceración de láminas de bulbo de ajo en solución hidroalcohólica (15-20 %) durante 20 meses o más, a temperatura ambiente (posteriormente se filtra y concentra a baja temperatura y presión reducida).

- Aceite de ajo (esencia de ajo). Se obtiene por destilación y carece de alicina y de compuestos hidrosolubles, pero contiene compuestos solubles en medio oleosos (disulfuro de dialilo y trisulfuro de dialilo).

- Cápsula (el contenido puede ser en polvo u oleoso). En el caso de la cápsula oleosa es el producto obtenido por maceración de ajo machacado en aceite vegetal que posteriormente se encapsula. Cuando la cápsula contiene el polvo es preparada de la siguiente manera: polvo de ajo (50 g); almidón de maíz (49 g); benzoato de sodio (1 g). Dosis: 1 cápsula de 250 mg cada 8 h.

- Jarabe al 10 %. Tintura del ajo al 20 % en 100 ml. Metilparabeno 1,8 g; propilparabeno 0,2 g; alcohol etílico 10 ml; jarabe simple csp 1 000 ml. Se administra de 1 a 3 cucharadas de 4 a 5 ml al día.

De los preparados antes mencionados para la realización de esta investigación se seleccionó la Tintura de Ajo al 20% ya que esta es la más accesible en la red de farmacias de la población en estudio y por la posibilidad de utilizarla tanto por vía oral como tópica según las condiciones de salud de cada paciente y sus antecedentes patológicos.

**Reacciones adversas:**
Es llamado medicamento de la vida, pero hay que tener mucho cuidado pues su uso indiscriminado puede producir dermatitis por contacto y trastornos digestivos y renales.[25] Carece de toxicidad. Puede provocar mal aliento o mal olor corporal. En dosis elevadas o en personas especialmente sensibles, dolor abdominal, sensación de saciedad, náuseas y flatulencia. Se han descrito reacciones alérgicas tanto por la ingestión como por contacto; la más frecuente es la aparición de dermatitis por contacto. El ajo fresco es muy irritante, especialmente en condiciones oclusivas, el contacto con la piel, por un período superior de 6 a 18 h en ocasiones ha presentado quemaduras y necrosis cutánea.

**Interacciones:**

Intensifica los efectos de los anticoagulantes, como la heparina o warfarina, y de los antiagregantes plaquetarios, lo que favorece la aparición de hemorragias, resulta prudente dejar de tomar dosis elevadas de estos productos unos 10 días antes de una intervención quirúrgica. Potencia los efectos antihipertensivos. Evitar el uso concomitante con los antiinflamatorios no esteroideos (AINES) y con fármacos que inhiban el metabolismo hepático (cimetidina, ciprofloxacino, claritromicina, diltiazem, eritromicina, fluorxetina, ketoconazol, paroxetina y ritonavir). También interactúa con el alprazolam, amitriptilina, carbamazepina, cisaprida, clozapina, corticoesteroides, ciclosporina, diazepam, imipramina, desipramina, fenitoína y propanolol. Se ha detectado su interacción con el saquinavir y posiblemente también con otros inhibidores de la proteasa. El ajo disminuye los valores en sangre de estos fármacos y por consiguiente, reduce su efectividad; es importante tener en cuenta este aspecto en enfermos de sida que, junto a los medicamentos retrovirales, ingieren preparados de ajo para disminuir el colesterol. Esta planta proveniente de las liliáceas y los inhibidores de la proteasa se metabolizan a través de la misma vía, el sistema CYP450.

**Contraindicaciones:**

Personas hipersensibles. Precaución en caso de trastornos de la coagulación por favorecer la aparición de hemorragias. En cuanto al embarazo y lactancia no deben ingerirse dosis que excedan las cantidades que se utilizan en las comidas. Está contraindicado en el hipertiroidismo y la úlcera gastroduodenal.[34]

Se realizó un estudio de tipo cuasiexperimental en pacientes que padecen Osteoartrosis del Consultorio Médico número 21, en el período comprendido entre Junio/2021 y Junio/2023. De los 135 pacientes diagnosticados con Osteoartrosis en el Consultorio Médico N⁰ 21 se trabajó con 65 de ellos, utilizaron la vía de administración oral 50 pacientes y 15 la vía tópica considerándose las características y condiciones de cada paciente, además de las contraindicaciones descritas de dicho fitofármaco. La selección se realizó teniendo en cuenta los siguientes criterios.

**Criterios de inclusión:**

1. Pacientes con diagnóstico de Osteoartosis.
2. Pacientes con una edad igual o mayor a 40 años.
3. Voluntariedad del paciente mediante la firma del consentimiento informado

   **(Anexo1)**

**Criterios de exclusión:**

1. Personas que no desearon participar en la investigación.
2. Pacientes que emigraron de su lugar de residencia antes del periodo establecido para el estudio.
3. Pacientes que fueron visitados en más de tres ocasiones por el investigador con previo aviso y no se encontraron.
4. Pacientes que viven en un área situada a más de 5 kilómetros del Consultorio.
5. Pacientes que refieran alergia al ajo o a alguno de los componentes de la Tintura de Ajo al 20%.

**Criterios de salida:**

1. Abandono voluntario.

2. Fallecimiento del paciente antes de completar la información requerida.

**Procedimientos:**

Los pacientes recibieron la Tintura de Ajo al 20%, certificada y producida en el Laboratorio de la Farmacia Municipal de fitofármacos según normas de calidad de dicho laboratorio. Esta Tintura está a disposición de los pacientes en la farmacia perteneciente al poblado de Rodrigo donde fue realizado el estudio.

Se administró por un período de 6 meses de la siguiente forma según vía de administración:

**Vía oral:** 20 gotas de Tintura de Ajo al 20% diluidas en medio vaso de agua de 2 a 3 veces al día durante el tiempo que duró la investigación.

**Vía tópica:** Aplicación directamente sobre la zona afectada 2 veces al día en forma de fricciones y dejar al descubierto.

**Nota:** La vía de administración fue seleccionada según las características y condiciones de cada paciente, así como sus antecedentes patológicos personales y considerándose las contraindicaciones de dicha tintura descritas en el  Formulario Nacional de Fitofármacos y Apifármacos.

A los pacientes que participaron en el estudio se les realizó una entrevista y un examen físico inicial y se plasmó en la planilla de recolección de datos, así como la evolución de sus signos y síntomas según cada consulta de seguimiento que fue bimensual. **(Anexo 2)**

Para identificar la satisfacción de los pacientes se les aplicó un cuestionario al finalizar la administración del fitofármaco y se determinó si fue efectivo o no el tratamiento con dicha tintura en el período de aplicación según la mejoría o no de los signos y síntomas identificados al inicio de la investigación. **(Anexo 2A)**

**Recolección de la información:**

La información se obtuvo mediante una planilla de recolección de datos donde están planteadas las variables de interés (Anexo 2) esta se tiene como un documento anexo a las historias clínicas de cada paciente y se evidenció cada consulta o terreno realizado a los pacientes durante el estudio.

**Aspectos éticos:**

El estudio se realizó bajo los criterios establecidos en la Declaración de Helsinki (Principios éticos para las investigaciones médicas en seres humanos, adoptada por la Asamblea Médica Mundial, Seúl 2008). Se ajustó a las normas establecidas en los códigos nacionales e internacionales de ética y regulaciones legales vigentes en Cuba. El paciente recibió la información necesaria para decidir su participación en el estudio, por vía escrita a través de la Hoja de Información al paciente y oral brindada por el investigador.

El paciente conservó un ejemplar del modelo de Consentimiento Informado con su firma, la del investigador y la fecha en que se otorgó la aprobación de participación. Se le explicó además que la información relacionada con su identidad fue tratada de manera confidencial y que, en caso de retirar su consentimiento en cualquier momento, no se expondría a limitaciones para su atención médica u otro tipo de represalia.

**Procesamiento de la información:**

La información recogida se almacenó en una base de datos conformada en el paquete estadístico SPSS vs. 15 para Windows, donde se llevó a cabo todo el procesamiento y posteriormente se expresó los resultados en tablas y gráficos para su mejor interpretación. Se determinó las frecuencias absolutas y porcentajes.

## Operacionalización de las Variables:

| Variables | | Descripción | Escala |
|---|---|---|---|
| SOCIODEMO GRAFICAS | Edad (años) | Según años cumplidos al momento de la investigación. | • 40 - 49<br>• 50 - 59<br>• 60 - 69<br>• 70 y más |
| | Sexo | Según sexo biológico. | • Femenino.<br>• Masculino. |
| | Color de la piel | Según el color de la piel. | • Blanca<br>• No blanco |
| | Ocupación | Según lo referido por el paciente en cuanto a la labor que realiza. | • Profesor<br>• Obrero Agrícola<br>• Cocinero<br>• Ama de casa<br>• Deportista<br>• Desocupado<br>• Jubilado |
| CLINICAS | Síntomas y signos | Según los referidos por los pacientes durante la entrevista. | • Dolor en reposo<br>• Dolor a los movimientos<br>• Inflamación articular<br>• Rigidez<br>• Impotencia funcional |
| | Articulación más afectada | Según lo referido por el paciente en la entrevista y la revisión de su historia clínica. | • Rodilla<br>• Cadera<br>• Manos<br>• Columna vertebral<br>• Hombro<br>• Tobillo |
| | Años de evolución de la enfermedad | Se refiere a los años que lleva el paciente con el diagnóstico de la afección reflejado en su historia clínica individual. | • Menos de 5 años<br>• De 5 -10 años<br>• Más de 10 |

| | | | | | |
|---|---|---|---|---|---|
| | Comorbilidad es | Afecciones crónicas que padecen los pacientes reflejado en su historia clínica individual. | <ul><li>HTA</li><li>Diabetes mellitus</li><li>Obesidad</li><li>Tabaquismo</li><li>Hipotiroidismo</li><li>Osteoporosis</li><li>Artritis Reumatoide</li><li>Asma Bronquial</li><li>Trastornos circulatorios</li></ul> | | |
| | Uso previo de la Tintura de ajo en otras afecciones | Según lo referido por el paciente en la entrevista. | <ul><li>Antiasmático</li><li>Analgésico</li><li>Hipotensor</li><li>Hipolipemiante</li><li>Antitusivo</li><li>Expectorante</li><li>Antiséptico de vías respiratorias</li><li>No lo usó</li></ul> | | |
| REACCIONES ADVERSAS | Ocurrencia de reacción adversa | Según la identificación por el facultativo de situaciones de salud durante el tratamiento que se establezca relación con el empleo de la preparación.<br><br>En caso de ocurrir se describira la via de administracion y la sintomatologia | NO | | |
| | | | SI | VIA ORAL | <ul><li>Vómitos</li><li>Epigastralgia</li><li>Rash</li><li>Dolor abdominal</li></ul> |
| | | | | VIA TOPICA | <ul><li>Irritación local</li><li>Prurito</li></ul> |
| | Efectos beneficiosos en otros sistemas. | Según lo referido por los pacientes durante el seguimiento en consultas. | <ul><li>Mejoría de la Tensión Arterial</li><li>Mejoría de la circulación</li><li>Pérdida de peso en los pacientes obesos y/o sobrepeso</li></ul> | | |

| EVOLUCION | Se consideró diferentes dimensiones. | Comportamiento de signos y síntomas después del uso de la tintura | • Gran mejoría (cuando mejoran de un 70 a un 100% los síntomas)<br>• Mejoría mediana (cuando mejoran de un 40 a un 69% los síntomas)<br>• Sin mejoría (cuando solo hay una mejoría menor al 39%) |
|---|---|---|---|
| | | FAVORABLE: Cuando al finalizar el estudio se evidencien mediana o gran mejoría de los signos y síntomas independientemente del periodo de tiempo que necesite para ello, sin aparición de complicaciones | |
| | | NO FAVORABLE: Cuando al finalizar el estudio no se evidencien mejoría de los signos y síntomas o se constate la aparición de complicaciones | |
| | | Tiempo de percepción de mejoría referido por el paciente (precisando en días y meses según el tiempo que va a aplicar el tratamiento) | • Corto plazo (Mejoras en el 2do mes)<br>• Mediano plazo (Mejoras en el 4to mes)<br>• Largo plazo (Mejoras en el 6to mes) |
| SATISFACCIÓN | | Según lo referido por los pacientes al concluir los 6 meses con el uso de la Tintura de Ajo como tratamiento.<br>**(Anexo 2A)** | Satisfecho: cuando el paciente refirió mejoría de sus síntomas iniciales y no presento reacciones adversas, además puede referir otros efectos beneficiosos. |
| | | | Medianamente satisfecho: cuando tuvo alguna mejoría, pero reporto algún efecto adverso y pudo referir otros efectos beneficiosos. |
| | | | Insatisfecho: cuando no mejoro o a pesar de haber mejorado algo presento varios efectos adversos |
| EFECTIVIDAD | | Para determinar la efectividad se considerarán las dimensiones evolución y satisfacción anteriormente operacionalizadas | EFECTIVO: siempre que la evolución sea favorable independientemente de los criterios emitidos en el cuestionario de satisfacción |
| | | | NO EFECTIVO: cuando a pesar de mostrar satisfacción con el tratamiento recibido en el paciente no se identifiquen mejoras clínicas |

La **Tabla 1** refleja la distribución de los pacientes con Osteoartrosis seleccionados según edad y sexo donde se observó un mayor número de pacientes del sexo femenino con un 58.5% y el grupo etario predominante fue el de 70 años y más para un 35.4%.

La distribución de los pacientes según el color de la piel, mostró que el 82% de pacientes fueron de color blanco sobre un 18% del color no blanco.
**Gráfico 1**

Predominó los pacientes que desarrollan las actividades agrícolas con un 29.2% del total de pacientes estudiados, seguidos por los pacientes jubilados con un 24.6% correspondiéndose este último dato con el predominio del grupo etario de 70 años y más. **Tabla 2**

En la **Tabla 3** se resumió los síntomas y signos de los pacientes con osteoartrosis según sexo, predominó el dolor a los movimientos en el 89.2 % del total estudiado seguido de la rigidez en el 69.2% de los casos.

En la **Tabla 4** se observó la distribución de pacientes con osteoartrosis según las articulaciones afectadas, siendo la más frecuente la rodilla (47.7%), seguida de la cadera (27.7%), manos (23.1%) y columna vertebral (15.4%).

En la distribución de los pacientes con osteoartrosis según años de evolución y sexo se destacó el periodo de 5 a 10 años en los pacientes que padecen de dicha enfermedad, para un 52.3%, con mayor predominio de las féminas en un 30.8% de los casos. **Tabla 5**

En la **Tabla 6** se resumió las patologías que coexisten en estos pacientes que padecen osteoartrosis según sexo con un predominio de los pacientes

Hipertensos para un 61.5%, seguido de los pacientes fumadores con un 56.7%.

En la **Tabla 7** se observó el número de pacientes que les resultó beneficioso el uso previo de la Tintura de Ajo para otras afecciones, observándose que fue utilizado como analgésico en el 20% de los casos, seguido del uso como Antitusivo en el 16.9% de estos pacientes con una respuesta terapéutica satisfactoria en todos los casos.

En la **Tabla 8** se describió los efectos adversos del uso de la tintura de ajo según la vía de administración que utilizaron los pacientes, resultando en la vía tópica el prurito como más frecuente con un 7.7%. En la vía oral predominó la Epigastralgia con un 12.3%.

En la **Tabla 9** se mostró los efectos beneficiosos con el uso de la tintura de ajo en otros sistemas reportados por los pacientes durante el estudio, donde se observó una mejoría en la tensión arterial del 60% de los casos estudiados que padecen Hipertensión Arterial.

En la **Tabla 10** se resumió el comportamiento de los síntomas y signos con el uso de la tintura de ajo, mostrando una gran mejoría en los pacientes que presentaban dolor a los movimientos con un 70.8%, con una mejoría mediana podemos observar la rigidez con un 15.4% y sin mejoría la impotencia funcional con un 9.2%.

En la **Tabla 11** se apreció la evolución de los síntomas y signos evaluados en cada consulta bimensual y se observó que hubo un mayor número de pacientes con una gran mejoría a largo plazo representada por un 69.2 %, la mediana mejoría se mostró con mayor relevancia a corto plazo con un 38.5 %, siendo también más representativa a corto plazo los pacientes que no percibieron mejoría con un 4.6 %.

En el **Gráfico 2** se mostró el grado de satisfacción percibido por los pacientes al concluir el estudio con 49 pacientes satisfechos, 10 medianamente satisfechos y solo 6 pacientes insatisfechos al no obtener los resultados esperados o por presentar algún efecto adverso.

En el **Gráfico 3** se observó la efectividad de la tintura de ajo en los pacientes con osteoartrosis que participaron en el estudio, siendo esta efectiva en 59 pacientes y no efectiva en 6 de ellos.

En las últimas décadas se ha registrado un aumento dramático en la esperanza de vida. La principal morbilidad de este grupo poblacional son las enfermedades crónico-degenerativas, las cuales frecuentemente se acompañan de dolor. El envejecimiento se asocia a una respuesta reducida al estímulo doloroso, fenómeno conocido como presbialgesia. Existen diversas condiciones fisiológicas en el anciano que lo hacen propenso a acumulación de fármacos y retraso en su eliminación. Además, existe un riesgo aumentado de interacciones farmacológicas por polifarmacia, hechos que se deberán tener en cuenta al abordar clínicamente el dolor en el paciente geriátrico. Los antiinflamatorios no esteroideos (AINE) son considerados de riesgo en ancianos frágiles por aumentar el riesgo de sangrado, sin mencionar el potencial daño en pacientes nefrópatas o con trastornos de la coagulación. [37]

La OA es una enfermedad articular degenerativa, crónica, compleja,[38] es la enfermedad articular más común y la principal causa de discapacidad en adultos mayores de 60 años.[39] Su aparición es tardía y la progresión es lenta durante décadas.[38] Este estudio incluyó un total de 65 pacientes con diagnóstico de OA destacándose el grupo etario de 70 años y más, resultados que coinciden con los obtenidos por Cruz García.[13]

La distribución de los pacientes según variables sociodemográficas señala un predominio del género femenino, datos que concuerdan con la mayoría de los autores dentro de la literatura revisada.[4,5,6,7,12,15,17,21,25] Excepto estudio realizado por Domínguez Gómez sobre Relación entre índice de masa corporal y el dolor, rigidez, capacidad funcional en pacientes con osteoartrosis de rodilla y cadera en el año 2023 donde el sexo predominante fue el masculino.[23]

Se describe que la enfermedad afecta a cualquer persona independientemente del color de su piel. Aunque existen discrepancias entre varios autores al respecto. En este estudio predominó el color de piel blanco, datos que no se corresponden con estudio realizado en el año 2018 por Solis Cartas y colaboradores acerca de Comorbilidades y calidad de vida en Osteoartritis donde el color de piel predominante fue el no blanco.[17] Mientras que López Armada plantea que las diferencias raciales también son establecidas, siendo la raza blanca la más propensa a sufrir de esta enfermedad.[22]

Toda actividad laboral genera riesgo; sin embargo, las actividades repetitivas y posturas prolongadas son capaces de incrementar el riesgo a sufrir un mayor número de problemas articulares. Al respecto, se le suman otros factores propios de la actividad laboral como el elevado número de horas laborales, la intensidad del trabajo y el tipo de actividad que se desarrolla durante la tarea. En este sentido los resultados de este estudio coinciden con investigación realizada por Domínguez Gómez[23], puesto que la actividad agrícola es intensa y prolongada en el tiempo con gran esfuerzo de las articulaciones.

Generalmente, los síntomas de una OA incluyen dolor, rigidez y pérdida funcional, aunque existe una discordancia entre la presencia de sintomatología y el resultado radiográfico (muchas personas con OA radiográfica no presenta síntoma asociado). El curso clínico de la artrosis puede agravarse gradualmente, los síntomas suelen tornarse intermitentes y pueden transcurrir décadas para que se vuelvan significativos. El dolor es el síntoma más frecuente. Inicialmente se desencadena con el uso de la articulación, mejora con el reposo, pero a medida que progresa la enfermedad, el dolor es más continuo, aparece en reposo e incluso interfiere con el sueño. No existe siempre una correlación entre la intensidad del dolor y el grado de daño estructural articular. La rigidez es otro de los síntomas característicos de la artrosis. La incapacidad funcional es una consecuencia importante, hasta el punto de ser la principal causa de incapacidad en ancianos. En este estudio coincide con lo expuesto anteriormente por Carmona Ferrer y colaboradores[5] en investigación acerca de Osteoartritis en adultos mayores atendidos en el Hospital de Rehabilitación "Julio Díaz".

La OA puede desarrollarse en cualquier articulación diartroidea, pero las más comúnmente afectadas son las rodillas, las caderas y las manos.[39] Existe diversidad de criterios en la literatura revisada siendo en la mayoria de ellas la articulacion de la rodilla la más frecuente, los resultados encontrados en la muestra del presente estudio concuerdan con la investigacion citada. Estudios como el de Solis Cartas y otros[12,15,17,21], además de Castaño Carou[6], Domínguez Gómez[23] y Beatriz Cedeño[24] encontraron que el grupo articular más afectado fue la articulación de la rodilla.

Por su parte, Pérez Reina[4], Carmona Ferrer[5] y Benitez Cedeño[24] encontraron que el tiempo de evolución mayor de 5 años fue el más representado. Los datos hallados en este estudio coinciden con lo anteriormente expuesto por estos autores. Por el contrario Solís Cartas y colaboradores[25] encontraron que el tiempo de evolución predominante fue entre 1 y 5 años.

Las comorbilidades son descritas como otras afecciones que aparecen en concomitancia con la OA, como se reporta en distintas publicaciones, la mayor parte de las ocasiones, estas comorbilidades, condicionan la aparición de la OA y definen incluso su pronóstico, complicando aún más la evolución futura y la salud articular de los pacientes con OA.[17] En este estudio predominaron los pacientes hipertensos, datos que se corresponden con estudios realizados por Carmona Ferrer[5]; Castaño Carou[6]; Solís Cartas[12,15,17] y Domínguez Gómez[23] donde los datos obtenidos concuerdan en que predominan los pacientes que padecen de OA con Hipertensión Arterial asociada. Por el contrario en otro estudio realizado por Solís Cartas y otros[25] resultó ser la obesidad la comorbiliada asociada más frecuente a la OA.

Estudio realizado por Hechavarría Pérez y colaboradores concluyó que la tintura de ajo al 20% mostró mayor eficacia que el tratamiento convencional en el alivio de la odontalgia. Demostrándose los efectos antiinflamatorios y analgésicos de este fitofármaco que permitieron disminuir rápidamente el dolor de los pacientes tratados.[33] Por su parte, Cedeño Reyes y otros estudiaron el uso de la tintura de ajo al 20% en el tratamiento de los pacientes asmáticos demostrando la eficacia del mismo en un 97.6%.[32] En este estudio se recogen datos de uso previo de este fitofármaco en la mayoría de los casos, siendo sus usos más frecuentes además de los estudiados por estos autores el de hipotensor, hipolipemiante, antitusivo, expectorante y antiséptico de vías respiratorias.

Entre los efectos adversos de la tintuta de ajo al 20% reportados en este estudio se describen según la vía de administación tópica la irritacion local y el prurito, por su parte, con la admistración oral del fitofarmaco se encontró como evento adverso la epigastralgia, vomitos y rash. Datos estos que concuerdan con lo descrito en el Formulario Nacional de Fitofármacos y Apifármacos.[36]

En este estudio una serie de pacientes reportaron efectos beneficiosos en otros sistemas con el uso de la Tintura de Ajo, presentando una mejoría en las cifras de tensión arterial, la circulación y pérdida de peso en pacientes obesos y/o sobrepeso. Aspectos que se describen en investigacion realizada por González Maza y colaboradores.[34]

En la literatura consultada no se encontraron estudios en los que haya sido utilizada la Tintura de Ajo en pacientes con OA, por lo que no se pudo comparar los datos obtenidos en este estudio en cuanto a evolución de los síntomas y signos, grado de satisfacción y efectividad de dicho fitofármaco.

En este estudio la mayoría de pacientes con OA que participaron refirieron estar satisfechos con el empleo de la Tintura de Ajo, puesto que, durante el periodo estudiado se observó mejoría y remisión de los principales síntomas y signos que afectaban la calidad de vida de estos pacientes, asimismo, durante el examen físico se pudo comprobar que, además de un alivio en sus principales síntomas osteomioarticulares estos pacientes presentaron también una mejoría en otros sistemas como el cardiovascular con una disminución de las cifras de tensión arterial y mejoraminto de la circulación, por su parte los pacientes obesos y sobrepeso refirieron haber perdido peso, contribuyendo esto al mejoramiento de sus patologias de base.

**Conclusiones**

La OA interfiere significativamente en la calidad de vida de los pacientes que la padecen siendo un reto para la atención primaria de salud debido al alto nivel de incapacidad que produce dicha patología, lo que genera una mayor dependencia. Durante el periodo estudiado, en la población del CMF#21 de la localidad de Rodrigo el 12.1% de los pacientes padecían de Osteoartrosis, de los cuales 65 de ellos participaron en este estudio predominando el sexo femenino y el grupo etario de los mayores de 70 años. En la muestra estudiada tanto los que usaron la vía tópica como los que emplearon la vía oral en el 90.8% de los casos obtuvieron resultados favorables con la administración de la Tintura de Ajo, solo una pequeña parte de ellos refirieron como efectos adversos más frecuentes el prurito y la epigastralgia, en ambos aspectos de manera leve. Resultó beneficioso su uso en otros sistemas y un mayor número de pacientes presentaron gran mejoría a la sintomatología referida al inicio del estudio obteniéndose un grado de satisfacción elevado y considerándose como efectivo en el tratamiento de la OA.

*Referencias  Bibliográficas*

1. Arias-Cantalapiedra A. Osteoartritis. Revista Cubana de Medicina Física y Rehabilitación [revista en Internet]. 2017 [citado 25 Jul 2023]; 6 (2) Disponible en:
https://revrehabilitacion.sld.cu/index.php/reh/article/view/171

2. Márquez-Arabia J, Márquez-Arabia W. Artrosis y actividad física. Revista Cubana Ortopedia Traumatología [Internet]. 2014 [citado 8 Abr 2022]; 28(1) Disponible  en:
http://www.revortopedia.sld.cu/index.php/revortopedia/artricle/view/35

3. Bannuru, R. R., Osani, M. C., Vaysbrot, E. E., Arden, N. K., Bennell, K.,  Bierma-Zeinstra, S. M. A., Kraus, V. B., Lohmander, L. S., Abbott, J. H., Bhandari, M., Blanco, F. J., Espinosa, R., Haugen, I. K., Lin, J., Mandl, L. A., Moilanen, E., Nakamura, N., Snyder-Mackler, L., Trojian, T., Underwood, M., McAlindon, T. E. OARSI guidelines for the non-surgical management of knee, hip, and polyarticular osteoarthritis. *Osteoarthritis and cartilage.* [revista en Internet].2019[citado      25 Jul      2023];Disponible  en: ttps://doi.org/10.1016/j.joca.2019.06.011

4. Pérez-Reina M, Matos-Lamote I, Montero-Morales M, Rodríguez-León J, Sobral-Rey J, Hernández-Diéguez E. Peloideterapia en adultos mayores con osteoartrosis de rodilla. Yaguaramas, 2021. Medisur [revista en Internet]. 2023 [citado 2023 Mar 24]; 21(2): [aprox. 9 p.]. Disponible en:
https://medisur.sld.cu/index.php/medisur/article/view/5588

5. Carmona-Ferrer B, Almanza-Díaz Y, Arbelo-Figueredo M, Herrera-Gato R, Vázquez-González T. Osteoartritis en adultos mayores atendidos en el Hospital de Rehabilitación "Julio Díaz". Revista Cubana de Medicina Física y Rehabilitación [revista en Internet]. 2021 [citado

21 Ago 2023]; 13 (3) :[aprox.17p.].Disponible en: https://revrehabilitacion.sld.cu/index.php/reh/article/view/594

6. Castaño Carou A, Pita Fernández S, Pértega Díaz S, de Toro Santos F J. Perfil clínico, grado de afectación y manejo terapéutico de pacientes con artrosis en atención primaria. [revista en la Internet]. Nov-Dic 2015 [citado 19 de agosto de 2023]; Vol. 11.(6).pág: 353-360.Disponible en: https://www.reumatologiaclinica.org/es-perfil-clinico-grado-afectacion-manejo- articulo-S1699258X14002599

7. Chico-Capote A, Estévez-del-Toro M, Quezada--Morocho C, Casas-Figueredo N, Argüelles-Zayas A, Sánchez-Bruzón Y. Calidad de vida en pacientes con osteoartritis de rodilla tratados con lavado articular y desbridamiento artroscópico. Revista Cubana de Medicina Física y Rehabilitación [revista en Internet].    2023    [citado    20    Ago 2023];    15    (2)    Disponible en: https://revrehabilitacion.sld.cu/index.php/reh/article/view/827

8. Zamri NAA, Harith S, Yusoff NAM, Hassan NM, Qian Ong Y. Prevalencia, factores de riesgo y prevención primaria de la osteoartritis en Asia: una revisión de alcance. Revista de Salud de Ancianos, [revista en Internet]. 2019 [citado 25 Jul 2023]; Disponible en: http://ehj.ssu.ac.ir/article-1-132-en.html

9. Khatri Chhetri Khatri M, Martínez Moreno D. Eficacia de las aplicaciones móviles en la mejora de la autonomía de los pacientes intervenidos de artroplastia de rodilla. Universitat Oberta de Catalunya (UOC) [Internet]. jun- 2023 [citado 2023 Ago 19] ; Disponible en: http://hdl.handle.net/10609/148489

10. Reginato, A. M., Riera, H., Vera, M., Torres, A. R., Espinosa, R., Esquivel, J. A., Felipe, O. J., Blas, J. R., Rillo, O., Papasidero, S., Souto, R., Rossi, C., Molina, J. F., Ballesteros, F., Radrigan, F., Guibert,

M., Chico, A., Gil, M. L., Camacho, W., Urioste, L. Pan-American League of Associations for Rheumatology (PANLAR) Osteoarthritis Study Group. Osteoarthritis in Latin America: Study of Demographic and Clinical Characteristics in 3040 Patients. *Journal of clinical rheumatology: practical reports on rheumatic & musculoskeletal diseases*, [revista en Internet]. 2015 *21*(8), 391–397 [citado 25 Jul 2023]; Disponible en: https://doi.org/10.1097/RHU.0000000000000281

11. Borja Tapia P, Tisalema Tipán H. Factores asociados para el aparecimiento de la osteoartrosis de mano en adultos mayores. [Tesis]. Ecuador: Universdidad Técnica de Ambato/Facultad de Ciencias de la Salud/Centro de posgrados;2021.[citado25/7/2023]. Disponibleen: https://repositorio.uta.edu.ec/jspui/handle/123456789/32836

12. Solis-Cartas Urbano, Calvopiña-Bejarano Silvia Johana, Martínez-Larrarte José Pedro, Paguay-Moreno Ángel Ramiro, Saquipay-Duchitanga Guadalupe Isabel. Percepción de calidad de vida en pacientes con osteoartritis. Características sociodemográficas   y clínicas.  Estudio  de  5  años. Rev.Colomb.Reumatol. [Internet]. 2018  Sep [cited  2023  July  28] ;  25( 3 ):177-183.Available from: http://www.scielo.org.co/scielo.php?script=sci_arttext&pid=S0121-81232018000300177&lng=en. https://doi.org/10.1016/j.rcreu.2018.05.002.

13. Cruz García Yanet, Hernández Cuellar Isabel María, Montero Barceló Bárbara. Comportamiento clínico epidemiológico de la osteoartritis en pacientes femeninas. Rev Cuba Reumatol [Internet]. 2014 Ago citado 2022 Abr 08];16(2).Disponible   en: http://scielo.sld.cu/scielo.php?script=sci_arttext&pid=S1817-59962014000200004&lng=es

14. Viteri-Tapia F, Muñoz-Suárez D, Rosales-Pérez G, Hernández-Izurieta

J, Jaramillo-Villalobos J, Cortés-Naranjo C. Osteoartrosis. Una revisión de literatura. Revista Cubana de Reumatología [Internet]. 2019 [citado 2021 Feb 20];21(2). Disponible en:
http://www.revreumatologia.sld.cu/index.php/reumatologia/article/view/738

15. Solís Cartas U, de Armas Hernández A, Bacallao Carbonell A. Osteoartritis. Características sociodemográficas. Revista Cubana de Reumatología  [Internet]. 2014 [citado 20 Feb 2021]; 16(2): [aprox. 6 p.]. Disponible en:
http://www.revreumatologia.sld.cu/index.php/reumatologia/article/view/331

16. Kinanah Y, MD, Cleveland Clinic. Artrosis. Enfermedad articular degenerativa. Artrosis. Artrosis hipertrófica. Manual MSD [Internet]. 2022 [citado 27 Jul 2023] Disponible en:
https://www.msdmanuals.com/es/professional/trastornos-de-los- tejidos-musculoesquel%C3%A9tico-y-conectivo/enfermedades-articulares/artrosis-a

17. Solis Cartas Urbano, Calvopiña Bejarano Silvia Johana. Comorbilidades y calidad de vida en Osteoartritis. Rev Cuba Reumatol [Internet]. 2018 Ago [citado 2022 Abr 08]; 20 (2) :e17. Disponible en:
http://scielo.sld.cu/scielo.php?script=sci_arttext&pid=S1817-59962018000200002&lng=es.
http://dx.doi.org/10.5281/zenodo.1188918.

18. Castillo Sánchez GH, Dávila Domínguez NM. Prevalencia de osteoartrosis de rodilla según el género en poblaciones rurales y urbanas de América y Asia: Revisión bibliográfica. a2020 [Internet]. 9 de agosto de 2021 [citado 19 de agosto de 2023];2(2):135-86.Disponible en:

http://anuarioinvestigacion.um.edu.mx/index.php/a2020/article/view/203

19. Galarza Delgado D Ángel, Gatica Rossi HA, Pons-Estel GJ, Nieto R. Artrosis [Internet]. Empendium. Medicina Interna basada en evidencias. 2021 [citado 21 agosto 2022].Disponible        en: https://empendium.com/manualmibe/compendio/chapter/B34.II.16.13.

20. Terence W. O'Neill, Paul S. McCabe, John McBeth. Update on the epidemiology, risk factors and disease outcomes of osteoarthritis, Best Practice & Research Clinical Rheumatology, Volume 32, Issue 2, 2018, Pages 312-326,
ISSN   1521-6942   [Internet].   2021   [citado   22   Ago   2023]; Disponible en: https://doi.org/10.1016/j.berh.2018.10.007.

21. Solis Cartas Urbano, Calvopiña Bejarano Silvia Johana, Valdés González Elda María. Calidad de vida relacionada con la salud en pacientes con osteoartritis del cantón Riobamba. Rev   Cuba Reumatol [Internet].2019 Abr [citado 2023 Jul 28]; 21(1):e55.    Disponible en: http://scielo.sld.cu/scielo.php?script=sci_arttext&pid=S1817-59962019000100004&lng=es.
http://dx.doi.org/10.5281/zenodo.2554482.

22. López-Armada M, Carames B, Cillero-Pastor B, Blanco García F. Fisiopatología de la artrosis: ¿Cuál es la actualidad? Revista Española de Reumatología [Internet]. 2004 [citado 25 Jul 2021]; 31(6): 379-393 Disponible en: https://medes.com/publication/13877

23. Domínguez Gómez ES. Relación entre índice de masa corporal y el dolor, rigidez, capacidad funcional en pacientes con osteoartrosis de rodilla y cadera

[Tesis].Internet.2023[citado 21 agosto 2023].Disponible        en: https://repositorio.ucss.edu.pe/bitstream/handle/20.500.14095/1758/Tesis%20-%20Dominguez%20Gomez%2c%20Elizabeth.pdf?sequence=1&isAllowed=y

24. Benítez Cedeño Ernesto, Alberteris Rodríguez Alberto, Rodríguez Hernández Raisa.  Ozonoterapia   rectal   en   pacientes   con osteoartritis.  Rev  cubana med [Internet].  2020 Mar  [citado 2023 Jul 28]; 59(1): e1323.  Disponible  en: http://scielo.sld.cu/scielo.php?script=sci_arttext&pid=S0034-75232020000100004&lng=es.  Epub 01-Mar-2020.

25. Solis Cartas Urbano, Prada Hernández Dinorah Marisabel, Molinero Rodríguez Claudino, de Armas Hernandez Arelys, García González Valia, Hernández Yane Ana. Rasgos demográficos en la osteoartritis de rodilla. Rev Cuba Reumatol [Internet]. 2015 Abr [citado 2023 Jul 05] ; 17( 1 ): 32-39. Disponible en: http://scielo.sld.cu/scielo.php?script=sci_arttext&pid=S1817-59962015000100006&lng=es.

26. Horta-Gil M, Llanes-Torres H, Rodríguez-Sánchez B, Calderón-Centelles J. Uso de la Medicina Tradicional en consultorios médicos de la familia. Medimay [Internet]. 2022 [citado 24 Abr 2023]; 29 (4) :[aprox. 10 p.]. Disponible en: https://revcmhabana.sld.cu/index.php/rcmh/article/view/1369

27. Plain PC, Pérez de Alejo PA, Rivero VY. La Medicina Natural y Tradicional como tratamiento alternativo de múltiples enfermedades. Rev cubana Med Gen Integr.    [Internet].2019[citado 2022 Abr   08]; 35(2):1-18. Disponible en:https://www.medigraphic.com/cgi-bin/new/resumen.cgi?IDARTICULO=94434

28. Pascual Casamayor D, Pérez Campos Y E, Morales Guerrero I,

Castellanos Coloma I, González Heredia E. Algunas consideraciones sobre el surgimiento y la evolución de la medicina natural y tradicional. MEDISAN [Internet]. 2014 oct [citado 2022 Abr 11]; 18(10): 1467-1474.Disponible en: http://scielo.sld.cu/scielo.php?script=sci_arttext&pid=S1029-30192014001000019&lng=es.

29. López Puig Pedro, García Millian Ana Julia, Alonso Carbonell Liuba, Perdomo Johann, Segredo Pérez Alina. Integración de la medicina natural y tradicional cubana en el sistema de salud. Rev Cubana Salud Pública [Internet]. 2019 jun [citado  2022 Abr 11];45(2):  e1168. Disponible en: http://scielo.sld.cu/scielo.php?script=sci_arttext&pid=S0864-34662019000200006&lng=es.

30. Cruz Barrios María Aida, Furones Mourelle Juan Antonio. Investigaciones clínicas sobre Medicina Natural y Tradicional publicadas en revistas cubanas. Rev. Med. Electrón.  [Internet]. 2020 Oct [citado 2022 Abr 11]; 42(5): 2288-2300.Disponible en: http://scielo.sld.cu/scielo.php?script=sci_arttext&pid=S1684-18242020000502288&lng=es.

31. Bermúdez del Sol A, Bravo Sánchez LR, Abreu Naranjo R, Kanga Engondo F. Uso tradicional de las plantas medicinales por la población del municipio de Santa Clara, Cuba. J Pharm Pharmacogn Res[Internet]. 2018 [citado 2022 Abr 11]; 6(5): 374–385.Disponible en:https://jppres.wordpress.com/2018/08/13/uso- tradicional-de-las-plantas-medicinales-por-la-pobacion-del-municipio-de-santa- clara-cuba/

32. Cedeño-Reyes A, Ortiz-Sosa. M, Licea-Illas M, González-Carrazana Y, Arias- Molina Y. Eficacia de la tintura de ajo al 20% en pacientes asmáticos. Policlínico 13 de Marzo. 2018 –2019. MULTIMED

[revista en Internet]. 2020 [citado 26 Abr 2023]; 24 (5) Disponible en: https://revmultimed.sld.cu/index.php/mtm/article/view/2070

33. Hechavarría-Pérez Z, Santiesteban-Rodríguez B, Pizarro-Hechavarría R. Efectividad de la tintura de ajo al 20% en el tratamiento de la odontalgia. Correo Científico Médico [Internet]. 2022 [citado 25 Jul 2023]; 26 (3) Disponible en: https://revcocmed.sld.cu/index.php/cocmed/article/view/4514

34. González.-Maza M, Guerra-Ibañez G, Maza-Hernández J, Cruz-Dopico A. Revisión bibliográfica sobre el uso terapéutico del ajo. Revista Cubana de Medicina Física y Rehabilitación [revista en Internet]. 2017 [citado 24 Abr 2023];6(1)Disponible en: https://revrehabilitacion.sld.cu/index.php/reh/article/view/161

35. Villamarín Barreiro J, Izquierdo Morán J, Espinoza Espinoza F, Rivera Troya D. Análisis de Aceptabilidad de una infusión a base de jengibre (Zingiber officinale), ajo (Allium sativum L.) y limón (Citrus limón), con propiedades benéfica para la salud. Journal of Science and Research: Revista Ciencia e Investigación, ISSN 2528-8083, Vol. 7, Nº. Extra 1, 2022 [citado 29 Jul 2023]; Disponible en: https://doi.org/10.5281/zenodo.7723265

36. Formulario Nacional de Fitofármacos y Apifarmacos. Editorial ciencias médicas.2017.ISSN:978-959-313-296-1.Disponible en: http://www.bvscuba.sld.cu/libro/formulario-nacional-de-fitofarmacos-y-apifarmacos-segunda-edicion/

37. Covarrubias-Gómez Alfredo, Alvarado-Pérez Javier, Templos-Esteban Luz A, López-Collada Estrada María. Consideraciones analgésicas sobre el manejo del dolor agudo en el adulto mayor. Rev. mex. anestesiol. [revista en la Internet].2021 Mar [citado 2023 Ago 19];44(1):43-50. Disponible en:

http://www.scielo.org.mx/scielo.php?script=sci_arttext&pid=S0484-79032021000100043&lng=es. https://doi.org/10.35366/97776.

38. Arellano Pérez Vertti, R & Aguilar Muñiz, Lizette & Gonzalez Galarza, Faviel & Prieto Hinojosa, Adria & Arguello, J.R. Importance of genetics in osteoartrosis. Acta ortopedica mexicana. 2020. [citado 2023 Ago 19]; 34. 329-335. Disponible en: https://www.researchgate.net/publication/349657473_Importance_of_gen etics_i n_osteoartrosis

39. Macías Hernández S I, Zepeda Borbón E R, Lara Vázquez B I, Cuevas Quintero N M, Morones Alba J D, Cruz Medina E, Nava Bringas T I, Miranda Duarte A. Prevalence of clinical and radiological osteoarthritis in knee, hip, and hand in an urban adult population of Mexico City, Reumatología Clínica (English Edition), Volume 16, Issue 2, Part 2, 2020, Pages 156-160, ISSN 2173-5743, citado 2023 Ago 19] ; Disponible en: https://doi.org/10.1016/j.reumae.2018.06.008.

## Anexo 1. Consentimiento de participación en la investigación:

**Título del estudio:** Efectividad del uso de Tintura de Ajo en pacientes con Osteoartrosis. Consultorio 21 de Rodrigo. 2021-2023

Yo Doctor Jhon William Padilla Pérez que trabajo en el Consultorio Médico de la Familia #21 de la localidad de Rodrigo me encuentro realizando una investigación acerca de la efectividad del uso de la Tintura de ajo en la Osteoartrosis. Mediante el presente se le informa que de acceder a su participación no va a sufrir daño a la salud, puede abandonar el estudio y no afectará la atención a la salud posterior, Inicialmente se pesará y tallará en el consultorio médico, con la menor cantidad de ropa posible, la pesa se encuentra en buen estado. Se le realizará una entrevista, se visitará en su hogar y debe asistir con determinada frecuencia al consultorio médico, que posteriormente se le informará. Si tuviera alguna pregunta acerca del mismo o de sus derechos, no dude en formularla antes de tomar su decisión.

Yo, _________________________________________________________

*(Nombre y Apellidos del paciente escrito de su puño y letra)*

o He formulado todas las preguntas que he creído conveniente sobre el estudio.

o He recibido respuestas satisfactorias a mis preguntas o dudas.

o He recibido suficiente información sobre el estudio y la he comprendido.

o He hablado con ________________________________________

*(Nombre y Apellidos del investigador clínico, escrito del puño y letra del paciente)*

o Comprendo que mi participación es voluntaria.

o Comprendo que no sufriré daño a la salud.

o Comprendo que puedo retirarme del estudio y esto no afectará mi atención posteriormente.

o   Presto libremente mi conformidad a participar en el estudio y recibiré una copia de este documento.

Y para que así conste, firmo este consentimiento junto con el médico que me brindó las explicaciones.

_____________________|___|/|___|/|___| |___|:|___| ☐ AM  ☐ PM

**Firma del Paciente** **Fecha** *(día/mes/año)*     **Hora**


_____________________|___|/|___|/|___| |___|:|___| ☐ AM  ☐ PM

**Firma del Investigador** Fecha *(día/mes/año)* **Hora**

_____________________|___|/|___|/|___| |___|:|___| ☐ AM  ☐ PM

**Firma del Testigo** Fecha *(día/mes/año)*     **Hora**

*(si procede)*

**Anexo 2. Planilla de recolección de datos:**

**<u>Entrevista inicial</u>**

1. Nombre y apellidos: _______________________________

2. Edad: ____

3. Sexo: ____

4. Color de la piel: __blanco ___no blanco

5. Ocupación: __________

6. Síntomas más frecuentes: _______________________________

7. Signos encontrados: ___________________________

8. Articulación(es) más afectada(s): __________

9. Años de evolución:  <5 años: __de 5 a 10 años: ___> de 10 años: ___

10. Comorbilidades asociadas: ______________________________________

11. Uso anterior de tintura de ajo Sí __No _____

12. ¿Para qué lo usó?:_________________

## Anexo 2A. Seguimiento por consultas:

| Categorías | Primera consulta | Segunda consulta | Tercera consulta |
|---|---|---|---|
| Reacciones adversas | Si ______Cual________ <br> no _______ <br> Vía de administración Oral ________ <br> Tópica________ | Si ______Cual________ <br> no _______ <br> Vía de administración Oral ________ <br> Tópica________ | Si ______Cual________ <br> no _______ <br> Vía de administración Oral ________ <br> Tópica________ |
| Tiempo de aparición de la reacción adversa | Semanas _________ | Semanas _________ | Semanas _________ |
| Mejoría de los síntomas y signos con la administración del fitofármaco. | Gran mejoría _________ <br> Mejoría mediana_______ Sin mejoría ___________ | Gran mejoría _________ <br> Mejoría mediana_______ Sin mejoría___________ | Gran mejoría________ <br> Mejoría mediana______ Sin mejoría ___________ |

## <u>Efectividad del uso de la tintura de ajo.</u>

Efectivo: ___No efectivo: ____

## <u>Satisfacción de paciente con la tintura de ajo.</u>

Satisfecho: ___Medianamente satisfecho: ___Insatisfecho: ____

# *Tablas*

Tabla 1. Distribución de los pacientes con Osteoartrosis seleccionados según edad y sexo. 2021-2023.

| Grupos de edades | Sexo | | | | Total | |
|---|---|---|---|---|---|---|
| | Masculino | | Femenino | | | |
| | No. | % | No. | % | No. | % |
| 40 - 49 | 7 | 10.8 | 4 | 6.2 | 11 | 16.9 |
| 50 - 59 | 6 | 9,2 | 9 | 13,8 | 15 | 23.1 |
| 60 - 69 | 5 | 7,7 | 11 | 16,9 | 16 | 24.6 |
| 70 y más | 9 | 13,8 | 14 | 21,5 | 23 | 35.4 |
| Total | 27 | 41.5 | 38 | 58.5 | 65 | 100 |

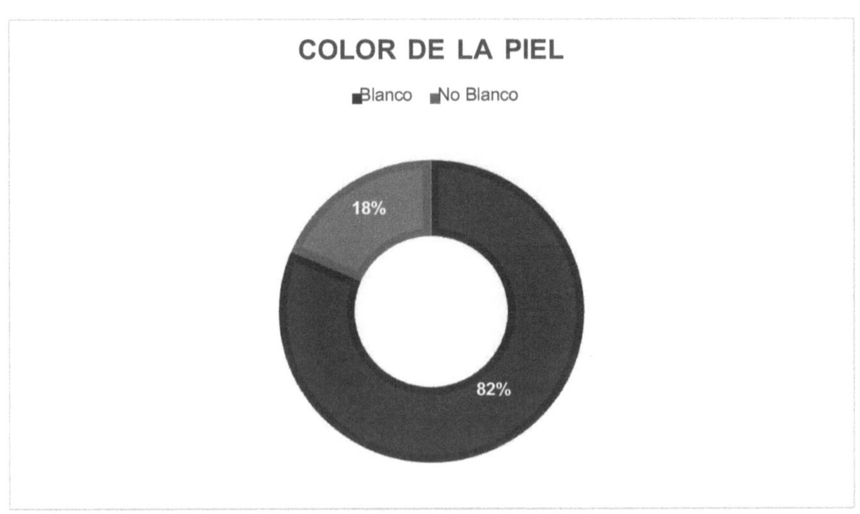


Gráfico 1. Distribución de pacientes con osteoartrosis según color de la piel. 2021-2023

Tabla 2. Distribución de pacientes con osteoartritis según ocupación.. 2021-2023.

| Ocupación | Total | |
|---|---|---|
| | No. | % |
| Profesor | 3 | 4.6 |
| Obrero agrícola | 19 | 29.2 |
| Cocinero | 6 | 9.2 |
| Ama de casa | 14 | 21.5 |
| Deportista | 3 | 4.6 |
| Desocupado | 4 | 6.1 |
| Jubilado | 16 | 24.6 |
| Total | 65 | 100 |

Tabla 3. Síntomas y signos de los pacientes con Osteoartrosis según sexo. 2021-2023. (n=65)

| Síntomas y signos más frecuentes | Sexo | | | | Total | |
|---|---|---|---|---|---|---|
| | Masculino | | Femenino | | | |
| | No. | % | No. | % | No. | % |
| Dolor en reposo | 7 | 10.8 | 14 | 21.5 | 21 | 32.3 |
| Dolor a los movimientos | 22 | 33.8 | 36 | 55.4 | 58 | 89.2 |
| Rigidez | 18 | 27.7 | 27 | 41.5 | 45 | 69.2 |
| Impotencia funcional | 5 | 7.7 | 8 | 12.3 | 13 | 20.0 |
| Inflamación articular | 2 | 3.1 | 6 | 9.2 | 8 | 12.3 |

Tabla 4. Distribución de los pacientes con osteoartrosis según articulaciones afectadas. 2021-2023. (n=65)

| Articulaciones | No. de pacientes | % |
|---|---|---|
| Rodilla | 31 | 47.7 |
| Cadera | 18 | 27.7 |
| Manos | 15 | 23.1 |
| Columna vertebral | 10 | 15.4 |
| Hombro | 4 | 6.1 |
| Tobillo | 7 | 10.8 |

Tabla 5. Distribución de los pacientes con Osteoartrosis según años de evolución y sexo. 2021-2023.

| Años de evolución | Sexo | | | | Total | |
|---|---|---|---|---|---|---|
| | Masculino | | Femenino | | | |
| | No. | % | No. | % | No. | % |
| Menos de 5 años | 5 | 7.7 | 8 | 12.3 | 13 | 20.0 |
| De 5 -10 años | 14 | 21.5 | 20 | 30.8 | 34 | 52.3 |
| Más de 10 | 8 | 12.3 | 10 | 15.4 | 18 | 27.7 |
| Total | 27 | 41.5 | 38 | 58.5 | 65 | 100 |

Tabla 6. Comorbilidades asociadas a la Osteoartrosis según sexo. 2021-2023. (n=65)

| Comorbilidades | Sexo | | | | Total | % |
|---|---|---|---|---|---|---|
| | Masculino | | Femenino | | | |
| | No. | % | No. | % | | |
| HTA | 24 | 36.8 | 16 | 24.6 | 40 | 61.5 |
| Diabetes Mellitus | 7 | 10.8 | 12 | 18.5 | 19 | 29.2 |
| Obesidad | 5 | 7.7 | 10 | 15.4 | 15 | 23.1 |
| Tabaquismo | 21 | 32.3 | 16 | 24.5 | 37 | 56.9 |
| Hipotiroidismo | 0 | 0 | 2 | 3.1 | 2 | 3.1 |
| Osteoporosis | 2 | 3.1 | 4 | 6.2 | 6 | 9.2 |
| Artritis Reumatoide | 2 | 3.1 | 5 | 7.7 | 7 | 10.8 |
| Asma Bronquial | 3 | 4.6 | 6 | 9.2 | 9 | 13.8 |
| Trastornos circulatorios | 7 | 10.8 | 13 | 20.0 | 20 | 30.8 |

Tabla 7. Uso previo de la Tintura de ajo en otras afecciones.  2021-2023.

| Usos | No. | % |
|---|---|---|
| Antiasmático | 7 | 10.8 |
| Analgésico | 13 | 20.0 |
| Hipotensor | 8 | 12.3 |
| Hipolipemiante | 9 | 13.8 |
| Antitusivo | 11 | 16.9 |
| Expectorante | 8 | 12.3 |
| Antiséptico de Vías respiratorias | 3 | 4.6 |
| No se usó | 6 | 9.2 |

Tabla 8. Efectos adversos de la Tintura de Ajo según vía de administración. 2021-2023.

| Efectos adversos | | Total | |
|---|---|---|---|
| | | No. | % |
| Tópica | Irritación local | 3 | 4.6 |
| | Prurito | 5 | 7.7 |
| Oral | Vómitos | 5 | 7.7 |
| | Epigastralgia | 8 | 12.3 |
| | Rash | 1 | 1.5 |
| | Dolor abdominal | 3 | 4.6 |

Tabla 9. Efectos beneficiosos del uso de la Tintura de Ajo en otros sistemas. 2021-2023.

| Efectos Beneficiosos | No. de pacientes | % |
| --- | --- | --- |
| Mejoría de la Tensión Arterial. | 24 | 60.0 |
| Mejoría de la circulación | 11 | 55.0 |
| Pérdida de peso en los pacientes obesos y/o sobrepeso | 5 | 33.3 |

Tabla 10. Evolución de los principales síntomas con el uso de la Tintura de Ajo. 2021-2023.

| Síntomas | Comportamiento | | | | | |
|---|---|---|---|---|---|---|
| | Gran Mejoría | | Mejoría Mediana | | Sin Mejoría | |
| | No. | % | No. | % | No. | % |
| Dolor en reposo | 14 | 21.5 | 6 | 9.2 | 1 | 1.5 |
| Dolor a los movimientos | 46 | 70.8 | 9 | 13.8 | 3 | 4.6 |
| Inflamación articular | 31 | 47.7 | 9 | 13.8 | 5 | 7.7 |
| Rigidez | 2 | 3.1 | 10 | 15.4 | 1 | 1.5 |
| Impotencia funcional | 1 | 1.5 | 1 | 1.5 | 6 | 9.2 |

Tabla 11. Evolución de los síntomas y signos según tiempo de mejoría. 2021-2023.

**Comportamiento de los síntomas**

**Tiempo de evolución**

| Evolución | Mejoría | Corto Plazo 2do mes | | Mediano Plazo 4to mes | | Largo Plazo 6to mes | |
|---|---|---|---|---|---|---|---|
| | | No. | % | No. | % | No. | % |
| **Favorable** | Gran Mejoría | 37 | 56.9 | 40 | 61.5 | 45 | 69.2 |
| | Mediana Mejoría | 25 | 38.5 | 23 | 35.4 | 19 | 29.2 |
| **No Favorable** | Sin Mejoría | 3 | 4.6 | 2 | 3.1 | 1 | 1.5 |

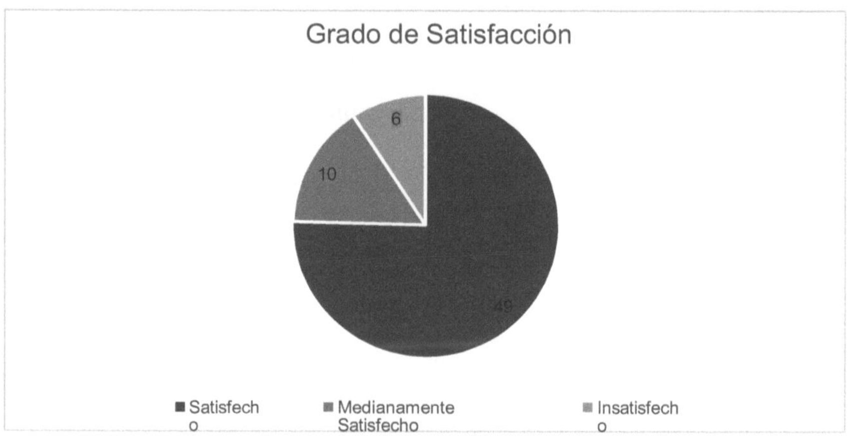



Gráfica 2. Grado de satisfacción percibido por los pacientes al concluir el estudio. 2021-2023.

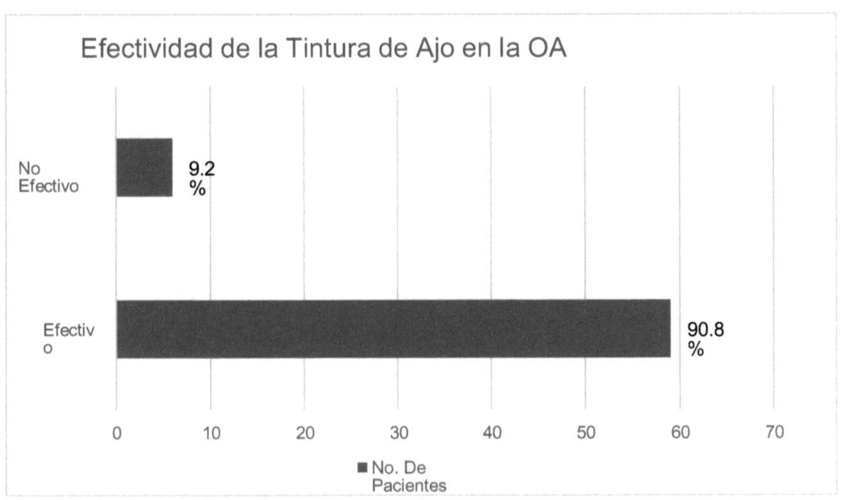



Gráfica 3. Efectividad del uso de la Tintura de Ajo en pacientes con Osteoartrosis. 2021-2023

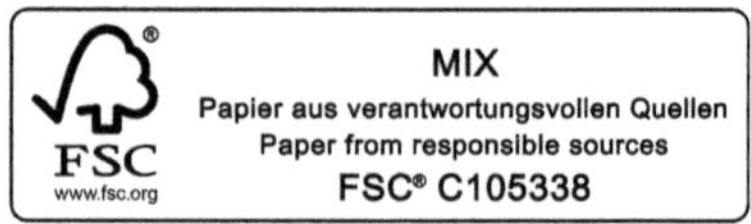


Printed by Books on Demand GmbH, Norderstedt / Germany